名医经典远离

风湿痛

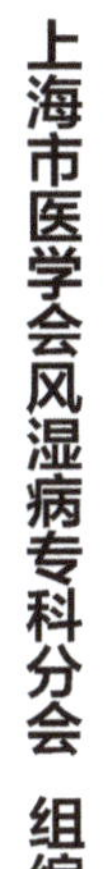

上海市医学会
上海市医学会风湿病专科分会 组编

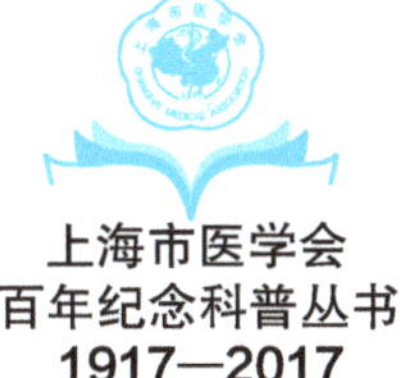

上海市医学会
百年纪念科普丛书
1917—2017

上海科学技术出版社

图书在版编目(CIP)数据

名医经典·远离风湿痛 / 上海市医学会,上海市医学会风湿病专科分会组编. —上海:上海科学技术出版社,2017.11
(上海市医学会百年纪念科普丛书)
ISBN 978-7-5478-3704-7

Ⅰ.①名… Ⅱ.①上…②上… Ⅲ.①风湿性疾病—基本知识 Ⅳ.①R593.2

中国版本图书馆 CIP 数据核字(2017)第 218071 号

名医经典
远离风湿痛
上海市医学会
上海市医学会风湿病专科分会　　组编

上海世纪出版(集团)有限公司
上海科学技术出版社　出版、发行
(上海钦州南路 71 号　邮政编码 200235　www.sstp.cn)

字数:160 千　　　　印张 13.5
2017 年 11 月第 1 版　2017 年 11 月第 1 次印刷
ISBN 978-7-5478-3704-7/R·1446
定价:30.00 元

本书如有缺页、错装或坏损等严重质量问题,请向工厂联系调换

内容提要

本书分为三大部分。第一部分"读经典"，收录上海市医学会风湿病专科分会权威专家历年来发表于各大杂志、报刊、网站、广播等媒体的科普佳作19篇，目的是帮助大家全面了解风湿病专科进展及相关知识，以利于更好地认识它、远离它。

第二部分"问名医"，由来自上海各大医疗机构知名风湿科专家，对大众关心的风湿科常见病的基本知识、自我保健等常见问题答疑解惑。

第三部分"微辞典"，列举了11种常见的风湿病化验指标并对其进行详细全面的解析，能够帮助大家更好地了解化验指标的意义。

本书具有很强的科普性以及高度的权威性，不仅有基本常识的介绍、日常生活保健的指导，还有相关的专家介绍，为大众提供靠谱的医学信息，是防治风湿病值得信赖的科普读本。

本书编委会

名誉主编： 徐沪济　邹和建
主　　编： 杨程德　姜林娣
秘　　书： 薛　愉　吴　歆
编　　委：（按姓氏笔画排序）
　　　　　叶　霜　汤建平　孙　利　沈　南　何东仪
　　　　　赵东宝　赵福涛　管剑龙　戴生明

总 序

    上海市医学会成立于 1917 年 4 月 2 日，迄今已有 100 年的悠久历史。成立之初以"中华医学会上海支会"命名，1932 年改称"中华医学会上海分会"，1991 年正式更名为"上海市医学会"并沿用至今。

    百年风雨，世纪沧桑，从成立之初仅 13 人的医学社团组织，发展至今已拥有 288 家单位会员、22 000 余名个人会员，设有 92 个专科分会和 4 个工作委员会，成为社会信誉高、发展能力强、服务水平好、内部管理规范的现代科技社团，荣获上海市社团局"5A 级社会组织"，上海市科协"五星级学会"。

    穿越百年历史长河，上海市医学会始终凝聚着全市广大医学科技工作者，充分发挥人才荟萃、智力密集、信息畅通、科技创新的优势，在每一个特定的历史时期，在每一次突发的公共卫生事件应急救援中，均很好地体现了学会的引领带动作用。近年来，在"凝聚、开放、服务、创新"精神的指引下，学会不忘初心，与时俱进，取得了骄人的成绩。

    2016 年，习近平总书记在"全国卫生与健康大会"上发表重要讲话，指出"没有全民健康就没有全面小康"，强调把人民健康放在优先发展的战略地位。中共中央、国务院印发的《"健康中国 2030"规划纲要》明确了"共建共享、全民健康"是建设健康中国的战略主题，要求"普及健康生活、加强健康教育、提高全民健康素养"，要推进全民健康生活方式行动，要建立健全健康促进与教育体系，提高健康教育服务能力，普及健康科学知识等。上海市医学会秉承健康科普教育的优良传统，认真践行社会责任，组织动员广大医学专家积极投身医学科普创作与宣传教育。

    近年来，学会重点推出了"健康方向盘"系列科普活动、"架起彩虹桥"系列医教帮扶活动和"上海市青年医学科普能力大赛"三项科普品牌。通过科普讲座、咨询义诊、广播影视媒体宣传以及推送科普文章或出版科普读物等多形式、多渠道,把最前沿的医学知识转化成普通百姓健康需求的科普知识,社会反响良好。配合学会百年华诞纪念活动,其间重点推出了百场科普巡讲活动和百位名医科普咨询活动。上海市医学会以其卓有成效的科普宣教工作受到社会各界好评,荣获上海市科委颁发的"上海科普教育创新奖-科普贡献奖(组织)二等奖"、中华医学会"优秀医学科普单位"和"全国青年医学科普能力大赛优秀组织奖",成为上海市科协"推进公民科学素质"百家示范单位之一。

为纪念上海市医学会成立 100 周年,同时将《"健康中国 2030"规划纲要》精神进一步落到实处,我们集中上海医学界的学术领袖和科普精英编著出版这套科普丛书,为大众提供系统的医学科普知识以及权威的疾病防治指南,为"共建共享、全民健康"的健康中国建设添砖加瓦。在这套丛书里,读者既可以"读经典"——呈现《再造"中国手"》等丰碑之作,重温医学大家叱咤医坛的光辉岁月,也可以"问名医"——每本书约有 100 名当代名医答疑解惑,解决现实中的医疗健康困扰。既可以通过《全科医生,你家的朋友》佳作,找到你的家庭医生,切实地感受国家医疗体制改革的努力给大众带来的健康保障;也可以领略《从"削足适履"到"量身定制"——医学 3D 打印技术》《手术治疗糖尿病的疗效如何》等医学前沿信息,感受现代医学科技进步带来的福音。

经典丰满的内容,来源于团结奋进、齐心协力的编写团队。这套丛书涉及上海市医学会所属的 50 余个专科分会,编委达 2 000 余名,参与编写者近 5 000人,堪称上海市医学会史上规模最大的一次集体科普创作。我相信,每一位参与科普丛书的编写者都将为在这场百年盛典中留下手迹,并将这些健康科普知识传播给社会大众而引以为荣。

在此,我谨代表上海市医学会,向所有积极参与学会科普丛书编著的专科分会编委会及学会工作人员,向关注并携手致力于医学科普事业发展的上海科学技术出版社表示衷心的感谢!

源梦百年、聚力同行,传承不朽、再铸辉煌。愿上海市医学会薪火不熄,祝万千家庭健康幸福!

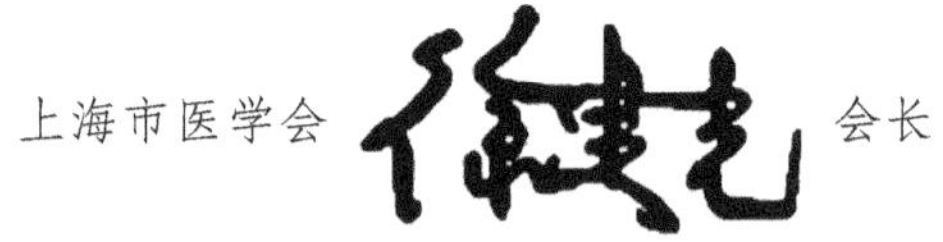

上海市医学会　　　　　　　　会长

2017 年 5 月

前　言

风湿病是一大类以关节疼痛、皮疹、乏力、肌痛、发热等为突出表现的全身性疾病。包含百余种疾病，其中不乏疑难杂症，过去常被冠以"不治之症"，随着广大医务工作者的重视和不懈研究，这一类疾病病情有了极大的改善和控制，不少患者可以正常生活、工作，甚至结婚生子。

风湿病不单纯是由"风"和"湿"诱发，更多的是遗传、环境（如精神压力、反复感染、不良生活方式等）等诱发免疫异常与慢性炎症，导致组织破坏与功能损伤。免疫异常相关的疾病如系统性红斑狼疮、ANCA 相关性血管炎、多发性肌炎、皮肌炎、类风湿关节炎等，慢性持续性疾病如强直性脊柱炎、成人斯蒂尔病（Still disease）等疾病。

风湿病治疗近年已有很大进展，包括下述几个方面：①实现早期诊断和早期治疗，这得益于早期临床研究者开展的对风湿病观察、总结、分析、归纳和认识，深入的临床和基础研究，不断探索新的诊断技术和血液检查指标，以及风湿病专科的建立与风湿病专科医师的培养。②新的治疗药物的研发与临床应用以及传统药物的作用机制明确与临床验证，这极大地改善风湿病这一大类"不治之症"的预后，提高了患者的生活质量。前者涉及生物合成类改变病情药物和化学合成类小分子药物，包括肿瘤坏死因子拮抗剂、白介素-6、抗 CD20 单克隆抗体、抗白介素-17 单克隆抗体以及 JAK 抑制剂等，这在本书中相关章节有详细说明。后者如甲氨蝶呤，这是治疗类风湿关节炎的锚定药物（重要的药物）；抗疟药羟氯喹是治疗系统性红斑狼疮的基本用药；非甾体消炎药在治疗强直性脊柱炎时不仅止痛，更有控制病情进展的作用；沙利度胺引起"海豹型婴儿"遭世人唾弃，但是今天被用于无妊娠需求的白塞病、强直性脊柱炎、系统性红斑狼疮等。③治疗理念的突破，我们强调风湿病早期诊断、早期治疗和达标治疗，比如类风湿关节炎的达标治疗，通过定期就诊与病情评估，调整用药来获得关节肿痛的临床缓解或低疾病活动度(临床达标)，最终实现关节结构(影像学达标)和功能(生活质量)完好。又如痛风的达标治疗，当血尿酸在 360 微摩/升及以下可以减少急性痛风性关节炎发作，当血尿酸降至 300 微摩/升可以缩小痛风石，实现痛风治愈。④在治疗中体现对病患的关爱，我们不仅关注病情的控制，还重视药物的副作用、患者长期结局、生育能力、经济承受力等。以系统性红斑狼疮为例，糖皮质激素目前仍然是最主要的治疗药物，该药物对骨骼、代谢、感染等的影响是我们医生十分重视和需要考虑的因素，会给予患者积极的非药物指导和个体化预防。系统性红斑狼疮心血管不良事件会制约患者长期生存，临床医生也会要求患者定期监测、维持疾病缓解、最小剂量糖皮质激素服用和应用羟氯喹、降脂等措施来预防。此外，妊娠会加重系统性红斑狼疮女性患者的病情，一直是育龄期女性患者的"禁区"，但是现在在风湿科医生和产科医生的共同协助下，许多女性患者实现怀孕且安全妊娠和分娩健康的孩子，当然其前提就是要依从医生的指导，持续服用副作用较小的药物，在稳定病情 1 年后，且心、肺、肾等脏器功能均正常。

以往，很多患者对风湿病不了解，一旦得病不及时去医院，通过口口相传、服用土方、邮购药品等手段治疗，导致延误诊治，病情发展。虽然绝大多数风湿病为慢性病，目前无法根治，但是在专科医生的治疗下，能实现绝大部分患者病情稳定，正常生活和工作。基于此，我们组织上海风湿病防治领域富有经验和知名的教授编写此书，让患者更多地了解风湿病，提高治疗依从性，从而战胜疾病和快乐健康地生活。

上海交通大学医学院附属瑞金医院风湿科主任、主任医师、教授

上海市医学会风湿病专科分会主任委员

杨程德

2017 年 10 月

目 录

CHAPTER THREE
微辞典

3

CHAPTER ONE

1

读经典

一、历史上红斑狼疮是怎样被认识的

系统性红斑狼疮是一种常见的、复杂的自身免疫病，人类认识该病的历史过程大致可分为三个时期。①古代：人们最初只认识本病的皮肤表现，将面颊部皮肤溃疡命名为狼疮（Lupus，拉丁语意思是"狼"），因为它使人们联想到被狼咬伤。19 世纪中叶"蝶形红斑"被提出后才将狼疮与红斑联系在一起。②近代：人们进一步认识到本病的全身性或播散性特点，心、肺、肾、神经系统、消化系统和淋巴系统等多器官和多系统均可受累。③现代：20 世纪中叶狼疮细胞被发现，揭开了本病研究的新纪元，有关红斑狼疮的发病机制、临床特点、实验室检查和治疗上均有了很大的进展。

世人谈到"狼"字，就心生恐惧，认为这个病与狼有关系，其实一点关系也没有，只不过是借用"狼疮"来形象地描述皮疹罢了，如改用"红蝴蝶"也会是很好的称谓。随着发病机制的深入研究和诊治水平的提高，本病预后已有明显改善，发病模式已从急性、暴发性、致死性疾病逐步演变为一种可治、可控的慢性炎症性的自身免疫性疾病。

（陈顺乐）

—— 专家简介 ——
陈顺乐

陈顺乐，我国风湿病学的主要奠基人之一，上海交通大学医学院附属仁济医院终身教授，风湿病科行政主任（1979—1997）。曾担任亚太风湿病学学会联盟主席、中华医学会风湿病学分会副主任委员、上海市医学会风湿病专科分会主任委员、上海市风湿病学临床医学中心主任、上海市风湿病学研究所所长、国家药品临床研究基地风湿和免疫专业（上海）主任，是中国唯一获美国风湿病学院大师荣誉的医学家。

长期致力于风湿性疾病，尤其是系统性红斑狼疮的临床和基础研究，被国际同行誉为"中国狼疮之父"。

二、狼疮患者日常自我防护

狼疮好发于育龄女性

据上海交通大学医学院附属仁济医院风湿病学研究所副所长、主任医师沈南教授介绍，系统性红斑狼疮在临床上多见于育龄期妇女。

在现代社会中，拥有青春和美丽是每个女性生活中都很重要的追求，而狼疮患者往往在皮肤暴露的部位好发红斑，导致美丽不在。而且，若狼疮患者不能及时得到正规、有效的治疗，还可能进一步合并许多严重并发症，甚至会直接威胁到患者的生命。因此，沈南教授建议狼疮患者在发现身体突现大量红疹、斑块时一定要及时就医，做到早诊断、早治疗，日常生活中也要尽可能做好防护。

40%狼疮患者"光过敏"

"大多数红斑狼疮都是长在皮肤暴露部位的，其中以脸上红斑最为常见。如果表现为'蝶形红斑'，就可以高度怀疑为是阳光所致。"据上海交通大学医学院附属仁济医院风湿病科主任医师吕良敬教授介绍，这种由阳光和紫外线触发或加重的红斑狼疮性皮疹，医学上就称之为"光敏感"。相关研究资料表明，红斑狼疮患者中有 40% 的人都对阳光过敏。而光敏感，通常是由日光中的紫外线成分（UVA、UVB、UVC）直接造成的。其主要机制是：紫外线照射会破坏光过敏者的皮肤细胞，而狼疮患者的皮肤细胞一旦被破坏，其自身抗原就会从细胞里出来，诱发自身免疫反应。另外，细胞里的双链 DNA 接受紫外线照射后还会变性，和狼疮患者体内的双链 DNA 抗体结合后，也会诱发自身免疫反应，在皮肤上就表现为成片的"蝶形红斑"。因此，就算狼疮患者平时能保证病情稳定，但只要照射了紫外线，还是可能会激发病情的反复。

夏季要避开强烈的阳光

沈南教授也表示，虽然大气层中的臭氧可吸收 UVC，玻璃可吸收 UVB，从而减少它们对狼疮患者造成的巨大损害，但是不少患者仍然可以隔着玻璃窗被"晒伤"。这是因为，玻璃窗不能过滤长波紫外线。而且，具有反射性的地面，如沙地、雪地及混凝土地面等,均可增加紫外线辐射。一般来说,在雪地和沙滩,可增加 50％～75％的紫外线辐射,即使在沙滩的遮阳伞下,也难以避免受到大量紫外线的辐射。

因此,日常最简单的防护措施是减少上午 10 点到下午 3 点这段时间内在室外的活动,尤其是夏季,天气炎热,阳光强烈直射地面,患者更应避开阳光。如果必须到室外活动,最好要穿长衣裤、减少暴露,戴上大檐帽和太阳镜,并在暴露皮肤使用足量的防晒霜,且防晒霜的防晒指数必须大于 15。

PMC 疗法抗击狼疮

如今的红斑狼疮已经转变成一种慢性、可治、可控的炎症性自身免疫疾病。据仁济医院 30 年来随访的病例资料显示,狼疮患者的 25 年生存率已近 80％,且绝大多数生活质量良好,能正常生活、学习、工作、结婚和生育。

吕良敬教授介绍说,近 20 多年来,对于早期轻中度的狼疮患者,仁济医院一般多采用 PMC 的治疗方法,这一看似简单的治疗方案,不但国内 100 多家医院在推广应用,在国际上也受到了同行的认可。所谓"PMC 疗法",即是泼尼松、氯喹和甲氨蝶呤 3 种药物的小剂量联合应用,而在这种疗法下,绝大部分早期狼疮患者都能取得不错的预后,并大大减少激素的副作用。

不可自行激素减量

一些患者对于使用激素有顾虑,但吕良敬教授说,对于急性活动性病例,特别是急性暴发性狼疮、急性狼疮性肾炎、狼疮心脏病变、急性中枢神经系统狼疮等,如不用激素迅速扭转危局,那病情可能每况愈下,最后不可收拾,甚至危及生命。而如果疾病早期积极地使用适量激素,对迅速缓解病情有重要作用。

随着对病情的控制,有些患者仍会对激素的副作用感到恐慌,并擅自将激素减量或停用。这种做法要不得。如果过快过早地将激素减量,会导致病情反复,到时反而可能需要加用更多的激素。所以在医生的指导下合理地增减激素用量,才是最明智的办法。

不过,激素会刺激食欲,导致过多摄入蛋白质、脂肪,不可避免地会引起身体发胖。所以在使用激素时,患者要适当控制食欲,同时进行一定的体育锻炼,有效控制体重的增加。

(沈　南　吕良敬)

○ 摘编自《自我保健》2014 年第 8 期

— 专家简介 —

沈　南　吕良敬

沈南，博士生导师。现任上海市风湿病学研究所副所长、分子遗传学研究室主任，上海交通大学医学院附属仁济医院风湿病科主任。兼任中国科学院上海生命科学院健康科学中心临床研究部研究员及分子风湿病学研究组组长，上海市免疫学会理事。

吕良敬，主任医师、教授、博士生导师、科室副主任，上海市风湿病学研究所所长。现任中华医学会风湿病学分会中青年委员，上海市医学会风湿病专科分会中青年委员，《中华风湿病学杂志》编委，亚太风湿病学学会联盟（APLAR）中国系统性红斑狼疮研究协作组成员等。主要从事风湿性疾病的早期诊疗、预后、预防、病因与发病机制的研究，侧重风湿病临床预后评估及药物疗效、安全性探索。

三、专家谈治疗类风湿关节炎关键所在

在临床工作中，我们经常遇到这样的患者，他们的治疗不可谓不积极，有的甚至跑遍了大半个中国，花费了大量的金钱，但遗憾的是，他们的病情一直没有得到控制，最后导致不可逆的关节破坏、残疾。究其原因是他们接受了有关类风湿关节炎（简称类风关）治疗的错误信息，认为类风湿关节炎是不治之症，因此一旦被诊断患了类风湿关节炎就对治疗失去了信心，采取消极治疗的态度。主要表现在，关节痛时就用一些消炎镇痛药减轻症状。有些患者认为，目前治疗类风湿关节炎的药物疗效差、副作用多且大，因此害怕服用抗风湿药物，而宁愿听信不实广告，结果是花了不少冤枉钱，还耽误了病情。

那么，治疗类风湿关节炎的关键到底是什么？

类风湿关节炎是一种常见的炎症性关节疾病，人群中的患病率约为 0.5％。以多关节肿胀、疼痛，常伴晨僵为临床特征，如不积极治疗常导致关节破坏、功能障碍，甚至残疾，严重影响患者的工作和生活。因此早期诊断、早期治疗是改善类风湿关节炎患者预后的关键。

随着现代医学的发展，类风湿关节炎的诊断及治疗有了很大的改善，类风湿关节炎的早期诊断已有可能。首先，在综合性医院大多设置了风湿病科，风湿病专科医生会对关节病患者进行诊断及鉴别诊断。其次，诊断类风湿关节炎的血清学标志不断出现，提高了诊断的敏感性和特异性。过去只有类风湿因子作为诊断类风湿关节炎的血清学标志，由于类风湿因子在疾病的早期检出率较低，不利于早期诊断，且类风湿因子特异性较差，除了类风湿关节炎患者可阳性外，还可出现在其他疾病。新近用于诊断类风湿关节炎的血清学标志有抗环瓜氨酸多肽抗体、抗角蛋白抗体等。因此，有关节肿痛的患者应尽早到风湿病专科就诊，以求早期明确诊断。

一旦明确类风湿关节炎的诊断就应积极治疗。研究发现，如不治疗，多数类风湿关节炎患者的关节将在两年内发生破坏，10 年后 30％的患者将发生残疾，严重影响患者的工作及生活质量。目前，类风湿关节炎的治疗药物不少，且治疗效果也有了很大的提高，尤其是对早期类风湿关节炎的疗效更佳。有资料显示，如类风湿关节炎在病程的早期即得到积极治疗，可显著阻止，甚至逆转关节破坏。随着现代医学的不断发展,近年来新的治疗类风湿关节炎的药物不断问世,尤其是生物制剂的面市,极大地改善了类风湿关节炎的预后。

专家认为,得了类风湿关节炎并不可怕,类风湿关节炎是可治的疾病,关键是要做到以下三点。

(1)早期治疗:目前认为,一旦明确类风湿关节炎诊断即应给予积极抗类风湿药物治疗,因为在疾病早期,关节炎症尚处于初始阶段,病理改变较轻,对药物治疗比较敏感,这时给予积极治疗可起到事半功倍的效果。

(2)联合治疗:所谓联合治疗是采用两种或以上的抗风湿药物。已有足够的证据显示,联合治疗较单一药物疗效更佳。如能在早期应用强有力的抗类风湿药物,如甲氨蝶呤、来氟米特、肿瘤坏死因子拮抗剂等,就有希望早期控制病情。

(3)长期治疗:经常有患者问,类风湿关节炎患者是否要终身治疗。专家的观点是,不一定要终身治疗,但需要长期治疗,以求长期缓解病情,从而有可能达到治愈。现状是许多患者在病情得到控制后就自行停药,结果导致病情复发。一旦疾病复发,治疗将更困难。因此不要轻易停药,要在医生的指导下用药。

虽然类风湿关节炎是一种较难治疗的关节疾病,但是只要得到早期诊断、早期正规治疗,多数患者的关节炎症能得到控制,病程发展得到阻止,甚至达到临床治愈的目的。

(鲍春德)

○ 摘编自《家庭用药》2007 年第 4 期

—— 专家简介 ——

鲍春德

鲍春德,博士生导师,上海交通大学医学院附属仁济医院风湿病科行政主任(2003—2016),现任上海市医师协会风湿免疫科医师分会主任委员,曾任上海市医学会风湿病专科分会主任委员、中华医学会风湿病学分会副主任委员、《中华风湿病学杂志》副主编。

在系统性红斑狼疮等为代表的自身免疫性疾病的诊断及治疗,以及难治性类风湿关节炎、伴重症间质性肺炎的无肌炎皮肌炎、ANCA 相关性血管炎诊治方面积累了丰富的临床经验,进行了创新性研究。

四、突破类风湿关节炎治疗四大难题

类风湿关节炎简称类风关，是一种自身免疫功能紊乱引起的关节病，在我国约有500万的患者。类风湿关节炎需要长期治疗，而且致残率高，给家庭、社会带来沉重的负担。目前，类风湿关节炎的治疗中，主要存在四大难题。

难题一：不能根治

破解方法：面对现实，带病也能长寿

类风湿关节炎是一种慢性病，就像冠心病、高血压、糖尿病一样，在目前的医疗水平下很难根治，但都是可以治疗的。有5%的类风湿关节炎患者是可以长期稳定甚至停药的，但大多数患者需要长期服药。切不可因为无法"断根"而惧怕类风湿关节炎，甚至否认疾病，放弃或延误治疗，若能早发现、早诊断，并尽早进行规范化的治疗，病情多能得到控制，症状得以改善，预后也大多较好，生活质量也不会很差。其实，带病同样能长寿，应该勇敢地面对这一现实，并做好长期与病魔做斗争的思想准备，在专科医生的指导下坚持进行规范治疗，才能控制好病情，保护好关节，避免因关节损伤或畸形而影响关节的功能。坚持治疗不发病，就是战胜了类风湿关节炎。

难题二：药物副作用大

破解方法：合理用药有技巧

不少患者反映治疗后出现肝肾功能损伤，或者胃肠道反应。药物的副作用固然客观存在，但往往也与治疗不规范，滥用药物而不定期随访有关。规范治疗，合理用药，可以大大降低药物性损伤，减少不良反应发生的概率。

合理用药：首先，要严格按照专科医生的医嘱用药。在病情发生变化时，如急性期或病痛缓解后，要及时就医，根据医嘱增减药量。如果同时罹患其他疾病而服用其他药物时，一定要告知主治医生，充分考虑不同药物之间是否有影响，是否有重复，要整体考虑，合理用药。

巧用中药：联合中药治疗，可以减少激素等药物的用量，灵活应用还能缓解某些药物带来的不良反应。但切记勿滥用中药、迷信偏方，需在专科医师指导下,根据疾病不同的时期,选用适宜的中药。

服药技巧:在服药的时候掌握一些有用的技巧,也可以减少不良反应的发生。比如,服用药物前 10～20 分钟,适当吃一两块苏打饼干,可以缓解药物对胃肠道的刺激作用。又如,需分清餐前、餐后用药,护胃药通常于餐前服用,对胃肠道刺激性较大的药物建议餐后半小时服用。另外,同时服用多种药物时,特别是中药和西药,最好分开时间服用,建议间隔 20～30 分钟,可以避免药物之间产生相互作用。

难题三:依从性差
破解方法:医患合作,坚持治疗

依从性差是很多慢性病治疗中都存在的一个问题,在类风湿关节炎的治疗中比较凸显。通常存在这样几种主要现象:好了伤疤忘了疼、滥用偏方、经济困难。

面对这些问题,首先要加强健康教育,让更多的患者认识到类风湿关节炎就像高血压、糖尿病一样,是一种需要长期治疗的慢性病。即使病情稳定了,关节不痛了,也要坚持低剂量维持治疗,避免复发。要牢记,治病不能道听途说,一定要到正规医疗机构,配合专业医师的治疗,遵从医嘱用药。同时,我们也要关爱类风湿关节炎患者,尤其是那些经济困难、丧失劳动力的类风湿关节炎患者,需要社会各界的共同关心和帮助。患者也可以寻求社会慈善机构的帮助。

难题四:锻炼误区多
破解方法:以不累、不痛为标准

类风湿关节炎患者是可以进行锻炼的,但要因人而异、量力而行。不要参加剧烈的运动,运动量也不要太大。在进行锻炼时,以运动时关节不痛,运动后第 2 日不觉得累、没有关节不适为衡量的标准。如果运动时出现关节疼痛或全身劳累,则应停止此类运动或减少运动量。另外,某些锻炼姿势或方式应因人制宜,例如下蹲、负重等锻炼方式不适合下肢关节病变的患者。

（何东仪）

○ 摘编自《上海大众卫生报》2016 年 5 月 13 日

—— 专家简介 ——

何东仪

何东仪，主任医师、教授、博士生导师，上海市光华中西医结合医院副院长、关节内科（类风关科）主任。

现任中华医学会风湿病学分会委员、上海市医学会风湿病专科分会候任主任委员。

擅长中西医结合诊断和治疗类风湿关节炎、强直性脊柱炎、痛风、干燥综合征、银屑病关节炎、反应性关节炎、红斑狼疮、骨关节炎、幼年性类风湿关节炎、原因不明关节炎等疾病。

五、类风湿关节炎的自我疗法

类风湿关节炎（简称类风关）是一种以对称性、多关节炎为主要表现的慢性、全身性自身免疫性疾病，主要侵犯手脚小关节（如手指指节间、手腕等）。我国类风湿关节炎患病率为 0.3%，患病人数为 400 万～500 万。女性多于男性，约 3∶1，以中年女性多见。任何年龄都可发病，发病高峰年龄为 20～60 岁。

类风湿关节炎的关节症状主要表现为关节肿胀、关节疼痛和压痛、关节活动受限。患者晨起或停止活动一段时间后，在受累关节出现僵硬感，活动受限，称为"晨僵"。严重时可有全身关节僵硬感，起床后经活动或保暖后症状可减轻或消失。类风湿关节炎在初期以小关节（如手、手腕和脚）为主，随着病情进展，肩、肘、膝、踝以及髋关节等也会陆续受累，炎症持续进展会导致关节破坏，出现各种不可逆的关节畸形。

得了类风湿关节炎后应到医院风湿免疫科就诊。现今有很多治疗类风湿关节炎疗效确切的新药，应在医生的指导下规范用药，并定期随访，评估病情，及时调整用药。此外，患者还可进行一些自我疗法，如康复锻炼和饮食治疗等。这里向类风湿关节炎患者推荐以下自我疗法。

科学康复锻炼

在关节炎急性期，以卧床休息为主，症状缓解后可以做适当活动；炎症缓解后，注意减轻劳动强度，每日进行治疗性锻炼，加强营养，注意治疗慢性感染。

坚持科学治疗性锻炼，可以增加关节的活动度，增强肌肉力量，保护关节功能。当关节肿胀、疼痛明显时，应避免或减少关节活动，并静养休息。关节肿痛缓解后，可以重新开始锻炼。锻炼强度须遵照循序渐进、量力而行的原则。如果活动后第 2 日关节症状加重，则须减少运动量或运动时间。

推荐运动：①手指关节病变的患者，可进行手指的抓、捏、握等练习，如把玩核桃、织毛衣等；②大关节病变的患者，应选择轻柔的运动，如散步、游泳、太极拳。

健康均衡饮食

饮食应清淡,每日摄入均衡的营养,不偏食;三餐尽量做到定时定量,切勿暴饮暴食。保持体重在正常范围内,体重过重会给关节带来不必要的负担。保证每日一到两次规律运动,保持体形,改善关节活动度。

冬季养生宜多食热粥,因粥能补液填精,且水分充足,易被人体消化吸收。我国民间有冬至吃赤豆粥及腊月初八吃"腊八粥"的习惯,常吃此类粥有增加热量和营养功能。此外,还可常进食具有养心除烦作用的小麦粥、益精养阴的芝麻粥、消食化痰的萝卜粥、养阴固精的胡桃粥、健脾养胃的茯苓粥、益气养阴的大枣粥等。

煲"祛湿汤"对类风湿关节炎也有很好的帮助。患者可以煲一些驱寒汤,以祛除体内的寒气。推荐用作煲汤的材料:茯苓、淮山药、白术、党参、薏苡仁。用上面这些材料灵活搭配就可以做出美味的养生膳食,在寒冷潮湿的季节多食用,不仅可以保暖还可以预防风湿。

日常注意事项

取物时应先蹲下,尽量双手持物或用肩扛,必要时可使用辅助器具。长时间坐时应注意椅子高度,从椅子上站起来时,尽量使用肘关节助力。不穿高跟鞋,关节注意保暖。

保持充足睡眠和休息,充足的休息和睡眠(睡醒后不会有疲倦感)是良好的辅助治疗。房间尽量通风、向阳,切忌在水泥地板及风口处睡卧。夏季不宜长时间吹空调,空调温度不宜过低。在日常劳作生活中,关节炎患者每小时应至少休息十分钟。休息时注意姿势正确,保证休息质量,尽量避免维持同一个姿势时间太久。

保持乐观积极的心态。关节炎患者常年处于活动不利或疼痛中,烦躁、焦虑、抑郁不良情绪会导致病情恶化。消除不良情绪,保持乐观积极的治疗心态可以使疗效事半功倍。患者日常应与亲友多交流,让他们了解你的感受。做力所能及的家务,培养兴趣爱好,如读书、下棋等。

最后,还想对患者家属叮嘱几句。作为患者的家属,要给予患者情感上的理解和支持,生活上给予关心与照顾,鼓励患者完成简单事务。多陪伴患者,认真倾听,包容患者。协助患者进行自我评估,提醒患者定期复诊和按时按量用药。

类风湿关节炎的治疗是一个漫长的过程,需要医生、患者和家属的积极沟通和配合。患者在药物治疗的同时，力所能及地做些适当的自我治疗，将大大有助于疾病的康复。

（刘　彧）

○ 摘编自《文汇报》2015 年 9 月 7 日

—— 专家简介 ——

刘　彧

刘彧，上海交通大学医学院附属同仁医院风湿免疫科主任、内科教研室执行主任。

上海市医学会风湿病专科分会委员、上海市医师协会风湿免疫科医师分会委员、上海市中西医结合学会风湿病专业委员会委员。

长期从事风湿病临床和基础研究工作，擅长强直性脊柱炎、类风湿关节炎、骨质疏松、痛风、系统性红斑狼疮、不明原因发热等疑难风湿病及各种急慢性关节炎的诊治。

六、非甾体消炎药的应用原则

古希腊人曾用柳树皮的浸出液治疗疼痛和炎症取得了一定的效果。1838 年从柳树皮中提取了其中的有效成分——水杨酸钠，1899 年德国拜耳药厂生产出了水杨酸的酯化物——阿司匹林。1949 年保泰松问世，该药较阿司匹林具有更强的消炎止痛作用，标志着现代意义上非甾体消炎药的正式诞生。其后的数十年内，非甾体消炎药家族迅速扩大，目前种类已达百余种之多。

常用的药物包括布洛芬、奥沙普秦(诺松)、洛索洛芬(乐松)、萘普生、双氯酚酸(英太青、戴芬、扶他林)、吲哚美辛(消炎痛)、舒林酸(奇诺力)、阿西美辛(优妥)、依托度酸(罗丁)、萘丁美酮(瑞力芬)、吡罗昔康(炎痛喜康)、美洛昔康(莫比可)、尼美舒利(美舒宁、怡美力、瑞芝利)、塞来昔布(西乐葆)等。

1971 年 John Vane 揭示了非甾体消炎药的主要作用机制是抑制环氧化酶(COX)，而发挥解热、镇痛和消炎作用。体内的花生四烯酸可经环氧化酶的催化最终生成前列腺素。前列腺素是一种重要的炎症介质，可引起局部组织的炎性反应。

非甾体消炎药(NSAID)是消炎镇痛药物的一个大类。与激素相比，这一类药物其化学结构中缺乏激素所具有的甾环，故得名。它起效迅速，是治疗风湿性疾病的一线药物。

非甾体消炎药兼具抗炎、镇痛、解热作用，但每个具体药物对这三方面的作用并不平行。有些抗炎、解热作用较强而镇痛作用较弱，另一些则相反。非甾体消炎药属外周性镇痛药，适用于轻中度疼痛，无麻醉性和成瘾性。按分子化学结构分类，大部分非甾体消炎药均为弱酸性药物。传统非甾体消炎药的毒副作用主要影响胃肠道、肾脏、血液和神经系统。

胃肠道不良反应

胃肠道不良反应是传统非甾体消炎药最多见的副作用，国外统计发生率在10％左右。前列腺素对消化道的生理性保护作用主要体现在维持胃黏膜细胞的正常功能方面，其次在一定程度上抑制胃酸分泌。非甾体消炎药阻断前列腺素的生成，因而大大削弱了胃黏膜对胃酸的防御能力，导致溃疡的发生。在溃疡的基础上可发生穿孔和出血。对某些特定的患者，风险显著加大，如老年人（年龄大于 65 岁），尤其是老年妇女，有消化道溃疡病史，同时应用糖皮质激素或有多脏器功能损害者。其他一些因素，如抽烟、嗜酒、幽门螺杆菌感染等也会带来很大负面影响。需注意的是，不少非甾体消炎药相关性消化道溃疡的患者可隐匿发病，可占到 50% 左右。

针对非甾体消炎药的胃肠道反应以及已知的药理毒理机制，一些医药制造商对某些传统非甾体消炎药进行改良后开发出一些新型品种，如把双氯酚酸钠和米索前列腺醇一起做成胶囊以减轻前者对胃黏膜的损害，临床上取得了一定的预期效果。

20 世纪 90 年代初发现，环氧化酶（COX）存在两种同工酶，即人体固有的管家酶 COX-1 和由炎症引起的诱导酶 COX-2，前者对维持胃肠道黏膜的正常生理功能具有重要作用，而后者在炎症部位催化产生前列腺素使其成为重要的炎症介质，在关节炎等的发病中起着重要作用。在此理论基础上，研制的 COX-2 特异性抑制剂昔布类药物是一类崭新的非甾体消炎药，在防止胃肠道副作用方面取得了显著进展。目前塞来昔布、艾瑞昔布、依托考昔等 COX-2 选择性抑制剂常用于有消化道病史和高危因素的患者。

肾脏功能损害

前列腺素对肾脏有多方面的生理调节作用，非甾体消炎药抑制了前列腺素的生成，因而可带来肾功能的损害，表现为少尿、水肿、高钾血症、高血压等。大部分情况下这些症状是可逆的。原有肾病疾患以及任何原因引起的有效循环血容量降低，都会加剧非甾体消炎药肾损害的风险。在不同的非甾体消炎药中，相对而言，舒林酸对肾功能的影响较小。

对血液系统影响

传统非甾体消炎药大多会降低血小板聚集，其中以阿司匹林作用最强。同时，大多数非甾体消炎药可能引起血小板减少，但罕有造成全血细胞减少者，其中的例外是保泰松类药，该药可引起骨髓抑制，导致再生障碍性贫血或严重的粒细胞缺乏症，目前已较少应用。

对心血管系统的影响

非甾体消炎药可使血压升高及心血管不良事件风险增加，有心血管疾病高危因素患者应慎用非甾体消炎药物并选择最低剂量。

其他不良反应

一些患者用非甾体消炎药后可能出现皮疹,严重者可发生多形红斑。另外,水杨酸类药物如阿司匹林,在某些患者可诱发哮喘,症状可以十分严重甚至危及生命。因此,这类药物禁用于有哮喘史的患者。

（张　巍）

○ 摘编自《家庭用药》2006 年第 4 期

—— 专家简介 ——

张　巍

张巍,副主任医师,副教授,上海市医学会风湿病专科分会委员兼秘书。

1996 年起从事风湿病的临床和科研工作,主要涉及系统性红斑狼疮妊娠以及风湿病继发肺动脉高压的研究。

擅长系统性红斑狼疮、类风湿等结缔组织疾病的诊治。

七、"莫名其妙"的全身痛——纤维肌痛综合征

查不出病因的全身疼痛

王女士有一个美满幸福的家庭，为了照顾年幼的儿子于 10 年前辞去工作在家做全职太太，儿子现已读小学 4 年级，丈夫是某外企的高管，职位越做越高，薪水也非常可观。但最近 2 年让王女士颇为烦恼的是，自己从头到脚全身疼痛，夜不能寐，情绪低落。最让王女士沮丧的是，当她和医生谈论自己的病情时，都会遭遇到难以忍受的怀疑。因为，她已经看了许多著名医院的骨科专家、风湿病专家，做了许许多多的抽血化验，CT 和磁共振成像检查也做了多次，所有结果均显示正常。于 2 个月前她抱着试试看的心情来到了我的门诊，在听了她的絮絮叨叨，翻看了厚厚一叠的化验单、检查报告，然后在她的几个痛点按压后，我给她做出了诊断——纤维肌痛综合征。在服药 2 个月后，她的疼痛明显减轻，整个人的精神状态较前明显好转。

什么是纤维肌痛综合征

本病病因不明。目前认为，本病引起的那种疼痛不是因为肌肉和关节受伤或者发炎，而是因为神经系统在处理神经末梢组织的疼痛感觉时出了点毛病，放大了疼痛。在该病患者中，由于向大脑传递信息的神经变得非常敏感，当人感受到疼痛，这种刺激信号就被放大。所以相对于正常人来说，纤维肌痛患者要更加容易感到痛苦：正常人感觉到的中度疲劳和不舒服，在他们看来就是痛苦万分。最严重的时候，他们会毫无来由地感到疼痛。

本病好发于女性，许多男性其实也会罹患这种病，常被误诊为慢性背部疼痛。最常见的发病年龄为 25～45 岁。其临床表现多种多样。

疼痛：全身广泛存在的疼痛是纤维肌痛综合征的主要特征。一般起病隐匿，大部分患者就诊时不能准确回忆起疼痛开始的时间。纤维肌痛综合征的疼痛呈弥散性，一般很难准确定位，常遍布全身各处，以颈部、肩部、脊柱和髋部最常见。疼痛性质多样，疼痛程度时轻时重，休息常不能缓解，不适当的活动和锻炼可使症状加重。大部分患者将这种疼痛描写为钝痛，痛得令人心烦意乱。患者常自

诉有关节痛，但没有关节肿胀。

睡眠障碍：约 90％ 的患者有睡眠障碍，表现为睡眠易醒、多梦、晨起精神不振、疲乏、有全身疼痛和晨僵感。该病患者的睡眠障碍有两个重要的特点，一个特点是即使睡眠时间能够达到同年龄正常人的睡眠时间，但患者的精神和体力并不会得到恢复，一些患者甚至会诉说睡眠后比不睡的时候还累；另一个特点是入睡困难。

其他：劳累、应激、精神压力以及寒冷、阴雨气候等均可加重病情。常有患者诉怕风、怕凉。除了痛，患者还会感觉疲劳、精神不能集中以及其他说不清道不明的身体不适。部分患者伴焦虑症或抑郁症。

纤维肌痛综合征的治疗

目前纤维肌痛综合征仍以药物治疗为主，辅以非药物治疗，例如患者宣教以及认知行为治疗、需氧运动，以及有规律的生活起居，可以明显提高疗效，减少药物不良反应。抗抑郁药为治疗纤维肌痛综合征的首选药物，可明显缓解疼痛，改善睡眠，调整全身状态。镇静催眠类药物可以缩短入睡时间，减少夜间苏醒次数，提高睡眠质量，睡眠改善有助于疼痛的缓解。

（戴生明）

○ 摘编自《家庭用药》2015 年 9 月

—— 专家简介 ——

戴生明

戴生明，上海交通大学附属第六人民医院风湿免疫科主任，主任医师、教授、博士生导师。

兼任上海市医学会风湿病专科分会副主任委员，风湿免疫科医师分会的全国委员和上海市委员。

擅长类风湿关节炎、强直性脊柱炎、银屑病关节炎的诊治，对各种关节炎、关节痛的诊治具有相当造诣。

▲戴生明医生患教信息平台

八、不要把致密性骨炎当强直性脊柱炎

什么是致密性骨炎

致密性骨炎一般是指骶髂关节致密性骨炎，好发于中青年女性，大部分患者没有临床症状，呈隐匿性发展，在拍摄 X 线片时才被无意发现。少数患者可能有下腰部、骶部(臀部)疼痛，多呈慢性、间歇性酸痛、隐痛，可向一侧或双侧臀部及大腿后侧扩散，但不沿坐骨神经方向放射，步行、站立、负重及劳累后加重，休息后症状减轻。X 线或 CT 检查可发现骶髂关节的髂骨面呈均匀浓白边缘清晰的骨质致密带、骨小梁消失，但骶髂关节面光整、无骨质破坏，关节间隙整齐清晰。

为什么会把致密性骨炎误诊为强直性脊柱炎

强直性脊柱炎最常见的症状也是下腰部痛和/或臀部痛，X 线或 CT 检查骶髂关节也可以有骨硬化的表现，这是发生误诊的主要原因。但这两种病的疼痛特点略有不同：强直性脊柱炎的下腰痛常伴有晨僵，活动后减轻、休息后反而加重，常有夜间痛醒、翻身困难等；致密性骨炎的下腰疼痛范围相对局限，增加体力劳动或长时间行走后会加重。这两种病的骶髂关节在 X 线或 CT 片上也有特征性的不同：强直性脊柱炎的骶髂关节面一般有破坏性改变，关节间隙可以狭窄等；致密性骨炎的骶髂关节面光整(即没有破坏)，关节间隙一般正常。对于一个有经验的医生，这两种病在 X 线或 CT 片上是很容易鉴别的。另外，强直性脊柱炎好发于青年男性，90% 以上患者的 HLA－B27 化验为阳性，血沉(即红细胞沉降率)增高也较常见，还可伴有颈部疼痛、胸肋关节痛、足跟或足趾肿痛。

当然，在极少数情况下这两种病可以合并存在。

为什么会得致密性骨炎

90% 以上本病患者为已婚经产妇女，以妊娠后期，尤其分娩后为多见，亦可见于尿路或女性附件慢性感染后，或盆腔内其他感染。臀骶部的外伤亦可诱发或引起本病。即妊娠、分娩、外伤及盆腔感染是本病发生的主要原因。

如何治疗致密性骨炎

本病有自限性，预后良好，即一般不会有后遗症，因此在临床上只需要对症治疗，而应该避免过度治疗。轻症者可通过休息、热敷理疗、针灸等改善疼痛，中重度患者可以服用消炎止痛药或局部封闭治疗。

（戴生明）

○ 摘编自《人人健康》2014 年第 23 期

九、生物制剂——治疗风湿性疾病的"新武器"

最近七八年来，多种生物制剂在国内市场上陆续出现，为许多风湿病患者带来憧憬。同时，不少患者对生物制剂存在诸多疑问，包括它们的疗效和不良反应，希望此文能帮助大家更好地认识这个治疗风湿性疾病的"新武器"。

何为生物制剂？随着风湿病免疫病理生理学和生物药剂学的发展，产生了一些新型的缓解风湿性疾病病情的药物，它们被称为生物制剂。和传统治疗风湿性疾病的药物相比，生物制剂具有很强的针对性，它们以一些对于风湿性疾病病情和预后起关键作用的细胞因子或免疫细胞作为靶点，因而具有起效相对迅速，对疾病控制能力强的特点，且价格昂贵。

每一种生物制剂都有规范的用药剂量和疗程，医生会根据患者的病情特点决定是否需要使用生物制剂，以及使用哪种生物制剂。使用生物制剂必须全程在医生的指导下进行。目前被广泛接受的使用方法是，在疗程中足量应用，根据病情决定是否要同时服用传统缓解病情药物，用足疗程后根据病情缓解的情况酌情减量，如病情控制较理想，可进一步减量，直至完全停药，即诱导缓解。

不少患者担心使用生物制剂时病情得到控制，症状有明显减轻，但是会不会在停药后使用传统药物无效。其实生物制剂不会影响其他药物的疗效，停药后使用传统药物仍然有效，并且如果一种生物制剂使用无效，更换另一种仍可有效。还有一点要明确的是，风湿性疾病，如类风湿关节炎、强直性脊柱炎等，是一类慢性、终身性疾病，任何药物都不能使其断根，包括生物制剂也不例外。

那么有的患者会问既然不能断根，那为何要花那么大代价去使用呢？使用生物制剂的目的是将疾病长期控制在低活动度，最大限度地阻止或延缓类风湿关节炎、强直性脊柱炎等疾病造成的骨质破坏，这对患者整体的预后有至关重要的影响。因此，患者及家属都要摆正心态，客观地看待生物制剂的疗效。

（何东仪）

○ 摘编自《新民晚报》2014 年 8 月 27 日

十、重视关节痛，不放过早期关节炎征兆

在现代社会中，人类的寿命在很大程度上得到延长，拓展生命宽度，提高生活质量尤为现代医学工作侧重的目标。对于获得优质生活质量来说，学会预防保健日趋重要。

风湿类疾病是一种以骨骼、肌肉和关节受累为主，同时可出现全身多脏器损害的自身免疫性疾病，除治疗外，预防和保健（功能锻炼）是应对该类疾病的"招牌措施"，亦是极为关键的重要措施。古语云"上医不治已病治未病"，理有固然，预防的作用窥见一斑。因此，生活中重视关节痛等身体微恙，从中发现各种风湿免疫性疾病的早期征兆，做到见微知著、未雨绸缪，方可把病症及早"扼杀"在摇篮里。

关节痛是指关节部位的一种不适感觉，可以描述为刺痛、钝痛、刀割痛、跳痛、烧灼感等，疼痛程度轻重不一。它可以伴或者不伴发任何可见的异常关节表现。引起关节疼痛的原因有很多，例如损伤、炎症、过敏反应、退化性疾病等。但关节痛最多见于风湿病，是风湿病临床表现的重要组成部分之一，甚至几乎是所有风湿科门诊患者多见的主诉。

关节炎重点在"炎"字，主要指由各种原因引起的关节炎性疾病，包括感染、创伤、免疫以及其他因素。临床上关节炎的典型表现为关节疼痛、红肿、皮温升高和功能障碍。但是，并非所有关节炎患者都同时具备以上各种表现。因此，通常认为，关节痛是关节炎的早期表现，而关节肿胀和/或功能障碍应是关节炎特征性的临床表现。几乎所有的风湿免疫性疾病都可伴发关节炎症，如骨关节炎、类风湿关节炎、强直性脊柱炎、痛风、干燥综合征、系统性红斑狼疮、混合性结缔组织病等，这需要结合关节炎症临床表现、实验室以及影像学检查来加以鉴别各类疾病，也只有早发现、早诊断、早治疗才能更好地阻止风湿免疫性疾病对机体的进一步破坏，保障患者的生活质量。

在风湿性疾病中，常见的引起关节疼痛的疾病主要是骨关节炎和类风湿关节炎。

骨关节炎是以软骨变形、硬化及骨质增生为特征的慢性关节病，好发于中老年人，常见于负重或活动较多的关节，如膝、髋、手（远端指尖关节、第一腕掌关

节）、足（第一跖趾关节、足跟）、脊柱（颈椎及腰椎）等，表现为局部的关节疼痛和压痛，休息时好转，活动后加重，影像学表现为软骨下骨质硬化、软骨下囊性变及骨赘形成、关节间隙变窄等。

类风湿关节炎则是一种以侵蚀性关节炎为主要表现的全身性自身免疫疾病，好发于中青年女性，多表现为以双手（近端指间关节、掌指关节）和双腕等小关节受累为主的对称性、多发性、持续性关节炎，晨僵明显，类风湿因子、抗环瓜氨酸肽抗体阳性，影像学表现以侵蚀性改变为主。

尽管关节炎与关节痛不同，但关节痛则几乎是各种关节炎患者的主诉之一，也是各种风湿免疫性疾病的早期征兆。若出现突发剧烈疼痛、长期反复发作、持续、多发、难以缓解以及伴有全身性表现等情况的时候，必须及时到风湿科就诊，明确诊断，及时治疗，避免延误病情。

（徐沪济　吴　歆）

○ 摘编自《文汇报》2014 年 3 月 30 日

— 专家简介 —

徐沪济　吴　歆

徐沪济，上海长征医院大内科主任兼风湿免疫科主任、教授，清华大学临床医学院常务副院长，"千人计划"国家特聘专家，"973 计划"首席科学家。曾先后担任中华医学会风湿病学分会副主任委员、中国医师协会风湿免疫科医师分会副会长、上海市医学会风湿病专科分会主任委员等。

吴歆，上海长征医院风湿免疫科副教授、副主任医师。现担任中国医师协会风湿免疫科医师分会青年委员会副主任委员、中华医学会风湿病学分会青年委员会委员、上海市医学会风湿病专科分会委员兼秘书、上海市医师协会风湿免疫科医师分会委员、上海市医学会内科专科分会青年委员会委员等。

十一、"活着的木乃伊"：强直性脊柱炎

强直性脊柱炎通常被患者称为"不死的癌症"，它是一种慢性进行性全身炎症疾病，以侵犯中轴关节为主，如骶髂关节、髋关节和脊柱。典型的临床表现为背部炎症性疼痛，不对称性外周关节炎，肌腱、韧带附着点炎和虹膜睫状体炎。发展到晚期，会出现脊柱的强直、僵硬、畸形以致功能严重受损。

目前，我国强直性脊柱炎患病率为 0.3％。发病年龄通常在 10～40 岁，发病高峰年龄为 20～30 岁。男女患病比例为（2～3）：1。强直性脊柱炎是遗传、环境和免疫因素共同作用导致的疾病。研究证实，其发病和人白细胞抗原 HLA－B27 密切相关。值得注意的是，HLA－B27 阳性者或有强直性脊柱炎家族史的人患病的危险性也会相应增加。

早期的症状多隐匿

强直性脊柱炎是一种以脊柱本身及其附属组织慢性炎症受累为主，也可累及外周关节、内脏及其他组织的慢性进展性风湿性疾病，严重影响患者正常生活。由于它导致的疼痛与其他背部疼痛很难区别，特别是容易与年轻人因为运动损伤产生的疼痛混淆，患者可能在出现症状多年后仍未被确诊。

患者开始起病时，可能仅仅表现为腰部的不适，以后逐渐发展为双侧、持续性的腰痛、僵硬感，尤其是夜间疼痛明显。强直性脊柱炎的疼痛特点往往是休息后加重，活动后会减轻。约有 1/3 的强直性脊柱炎患者会出现髋关节病变。值得注意的是，起病年龄小的患者髋关节病变更为常见，表现为活动受限并常伴有功能障碍，有些会造成长期卧床，不能行走甚至残疾的后果。

除了髋关节受累之外，强直性脊柱炎发病还会累及眼睛、心血管、肺部和神经肌肉系统。其中以眼部疼痛、流泪、畏光等表现的急性前葡萄膜炎或虹膜睫状体炎最为常见。

因此，一旦出现以上症状持续达 3 个月之久，尤其是年轻男性，就要高度怀疑强直性脊柱炎的可能，应该尽快就诊，以期早期诊断、早期治疗、提高生活质量、改善预后。

全面的治疗最可行

药物治疗是强直性脊柱炎治疗的核心部分。非甾体消炎药即消炎镇痛药，有助于缓解疼痛和僵直。抗风湿药如柳氮磺吡啶、甲氨蝶呤等可以减轻炎症，减缓或阻止病情的发展。此外，生物制剂的出现揭开了强直性脊柱炎治疗的新篇章。生物制剂主要是作用于炎症细胞因子，抑制强直性脊柱炎患者体内产生过多的炎症细胞因子，从而达到缓解疾病症状、阻断骨质破坏和强直的作用。这也是目前国际和国内强直性脊柱炎治疗指南中，提出有明确治疗效果的药物。

其次，患者如能合理自我护理，同样可以控制症状并改善预后。此外，有规律地运动和锻炼也同样是强直性脊柱炎治疗的重要部分。对于早期强直性脊柱炎患者，关节和脊柱活动度比较好，可以进行如健身操、游泳、太极、瑜伽等运动。但需注意瑜伽必须控制运动量以适合病情。运动原则为：锻炼开始要慢，选择精力最充沛，疼痛最轻时进行。运动量以第 2 日的疼痛不加重为度。运动的持续性比运动的强度高低更为重要。

（吴　歆）

○ 摘编自《上海大众卫生报》2015 年 5 月 15 日

十二、自身免疫性疾病关注新焦点：白塞病的诊断与治疗

白塞病(Behcet disease, BD)，既往认为是一种以口腔溃疡、外阴溃疡、眼炎及皮肤损害为临床特征，并累及多个系统的血管炎综合征。现在发现，白塞病是一种以复发性口腔溃疡为首发，伴有外阴溃疡、结节性红斑等皮肤黏膜病变为基本临床特征，可能选择性发生眼炎、胃肠道溃疡、主动脉瓣反流、关节炎、下肢静脉血栓、动脉狭窄、动脉瘤、血细胞减少等1～2个器官损害的变异性血管炎，在此基础上，神经系统损害是危重标志。

口腔溃疡是白塞病的第一信号

2014 年 5 月，本院风湿免疫科收治了一例特殊的患者。22 岁的湖南姑娘小卢毫无青春神采，身高 150 厘米，体重仅 40 千克。12 年来，她饱受病痛折磨，口腔溃疡每月发作，舌、唇、颊黏膜、牙龈和咽后壁均会累及，疼痛难忍，咀嚼吞咽困难，还伴有难以启齿的外阴部溃疡，以及不明原因的腹痛、腹泻，症状反复发作，在当地医院接受了各种治疗却始终未愈。5 年前"急性阑尾炎"术后出现多次肠瘘，只能长期依靠口服营养素维系生命。经本院风湿免疫科诊断，小卢患的是典型的肠白塞病，在学科带头人、国内白塞病研究领域顶级专家管剑龙教授的精心医治下，小卢口咽部已经明显愈合，溃疡疼痛明显缓解，腹痛腹泻消失，能够喝粥，不久便康复出院了。

白塞病早期识别是关键

管剑龙教授介绍，白塞病鲜为人知，其他专科医生对此病也知之甚微，因此白塞病患者往往得不到早期、准确、有效的诊疗，从而导致病情迁延加剧，累及多脏器，给后期治疗带来困难。管剑龙教授对此忧心忡忡："白塞病患者易患眼部葡萄膜炎，后期并发失明率很高，另一些患者由于迁延不愈的消化道溃疡，出现肠瘘、穿孔、消化道大出血等威胁生命的严重并发症。"管剑龙教授坦言：白塞病虽然是罕见病，整个美国白塞病在 20 万人之内，瑞士发病率更低，为(4.6～6.5)/100 万，但是在中国肯定不低于这些数据，由于人口基数大，国内至今仍然

有众多的患者未能被识别和有效治疗，我们需要做的工作还很多。

白塞病的历史渊源

白塞病是一种全身性、自身免疫性、系统性血管炎综合征。1937 年由土耳其眼科医师 Hulusi Behcet 首先报道，久治不愈的口腔溃疡、生殖器溃疡以及眼色素膜炎是该病的"三联征"。随着疾病的发展，皮肤、胃肠道、血管、肺部、关节、泌尿系统甚至神经系统都会出现病变。白塞病在 2012 年列入变异性血管炎类疾病。白塞病在欧美发病率较低，在东亚、中东和地中海地区发病率较高，又被称为"丝绸之路病"。

国内患者症状特点

白塞病是所有血管炎疾病中累及范围最广的，但国外文献说的眼-口-生殖器综合征在国内其实非常少，内脏损害也并没有国外文献报道的那么多。本院登记的 2012 年 10 月至 2015 年 2 月共 692 例白塞病患者，30％左右有内脏损害，但 98.3％的患者有口腔溃疡。

白塞病的溃疡分布非常广泛（我们甚至遇到过阴道溃疡、子宫颈溃疡）、多发、明显疼痛、边界清楚，很多就诊者以此为主诉。皮肤症状主要是毛囊炎、结节性红斑、多形性红斑，注意与梅毒等做鉴别。

白塞病的分型精准治疗

本院将白塞病分为 8 型：皮肤黏膜白塞病、眼白塞病、神经白塞病、肠白塞病、心脏白塞病、血管白塞病、血液白塞病、关节白塞病。根据分型进行精准治疗：激素的疗效实际并不太好；沙利度胺用得不错，量不要太大，最多 75 毫克，再加上白芍总苷，沙利度胺的便秘也缓解了；环磷酰胺主要用于重症冲击，环孢素对眼睛和血管型白塞病有效，雷公藤总苷对多形性红斑可选用；生物制剂这几年用得比较多，英夫利昔对白塞病有一定的治疗价值，依那西普则不行；非甾体消炎药几乎不用，有关节症状选择秋水仙碱或小剂量激素。

潜伏结核的治疗

筛查下来 28.6％的白塞病有潜伏结核：肺 CT 正常，也没有结核病灶，T-SPOT 阳性者。这种情况主张抗白塞病和抗结核联合治疗，潜伏结核与活动结核不同，一般用异烟肼联合利福平治疗 3～4 个月就可以了。对于潜伏结核的白塞病患者，现在的经验认为，加上抗结核治疗之后就可以用生物制剂了。

日常生活中白塞病患者的注意事项

①不宜吃牛肉、羊肉、狗肉、驴肉及姜、葱、蒜、辣椒等辛辣刺激之品,戒烟忌酒。口腔溃疡较重时,不能吃过硬或温度过高的食物,以免损害创面。②饮食起居保持常度,生活有规律,杜绝不良的生活习惯,避免加班熬夜、过度劳累。③注意卫生,勤洗澡,勤换衣服,选择棉质内衣,避免对皮肤的刺激。养成早晚刷牙,饭后漱口的习惯。④保持眼部卫生,采用抗炎类眼药点眼,根据病情发展情况配合用1%的阿托品眼药水,防止虹膜后粘连。⑤适当地参加体育锻炼:根据个人情况适当参加户外活动,增强体质。

据悉,本院风湿免疫科以白塞病为诊治特色,2011年开科至今已成功诊治白塞病(或疑似患者)1 700余例,居全国之首,还有不少泰国、马来西亚、瑞典、法国和德国的患者也慕名而来。由管剑龙教授牵头,全国多家医院协作初步建立了一套符合我国白塞病患者的诊治规范,并成立了全国白塞病患者病友会"中国白塞病友互助联盟",旨在不断提高白塞病的诊治水平。

(管剑龙)

○ 摘编自复旦大学新闻文化网《自身免疫性疾病关注新焦点:白塞病》2014年5月23日;风湿圈App 2016年12月16日;《文汇报》2014年7月6日

—— 专家简介 ——

管剑龙

管剑龙,博士生导师、复旦大学附属华东医院免疫风湿科主任医师。

复旦大学风湿、免疫、过敏性疾病研究中心副主任、上海市医学会第四届医疗鉴定专家,上海市干部保健局专家。

擅长类风湿关节炎、强直性脊柱炎、红斑狼疮、干燥综合征、痛风,尤其对白塞病、口腔溃疡、成人发热待查拥有独特的诊治方法。

十三、正确认识"帝王病"——痛风

痛风和高尿酸血症属于"富营养化"导致的疾病，既往多见于生活优裕的人群，因此被称为"帝王病"。现在随着生活水平的提高，痛风及高尿酸血症发病率逐年增加且发病年龄呈年轻化，和糖尿病、高血压一样成为严重影响我国人群健康的常见病、多发病，被改称为"病中之王"。

痛风的发生是因为体内嘌呤代谢异常导致的，嘌呤在人体中代谢的最终产物是尿酸，当尿酸合成过量或者排泄受阻时，体内的尿酸含量会升高，当尿酸浓度超过在血液中的溶解度时，尿酸钠盐就会析出、沉积在关节腔内，一旦尿酸钠盐诱发炎症反应，就会造成关节红、肿、热、痛，若长期控制不佳，甚至会形成痛风石，造成骨质破坏、关节变形。

患者治疗依从性差

2013 年欧洲抗风湿病联盟年会（EU－LAR）提出，痛风是一种可以治愈的难治性疾病，然而在所有慢性病中，痛风患者的治疗依从性是最差的。目前在我国，很多患者甚至临床医师对痛风及高尿酸血症认识不足，导致治疗不规范。复旦大学附属中山医院风湿免疫科近年来门诊调查显示，90％以上的患者既往只接受急性期治疗，关节痛就来看病，不痛就不来看病，未行后续降尿酸达标治疗，导致痛风反复发作，部分患者就诊时已出现肾结石、肾功能受损、关节畸形等严重后果。

我们调查统计了 2013 年就诊的 897 名初诊痛风患者，在首次确诊 1 年内，34.11％的患者没有接受降尿酸治疗，而接受降尿酸治疗的患者大部分也是半途而废，用药 1 个月即停药的超过半数，仅 10.37％的患者接受了 6 个月以上的降尿酸治疗。

痛风患者的注意事项

高尿酸血症是继高血压、高血糖、高血脂之后的"第四高"。痛风仅是高尿酸血症危害的冰山一角，近年越来越多的研究显示高尿酸血症与高血压、冠心病、糖尿病、心力衰竭、心肌梗死、脑卒中、肾功能不全等有着不容忽视的关联。所以，无论是本着治愈痛风的目标还是减少高尿酸血症导致的多脏器影响的目的，我们都应重视降尿酸治疗，而非单纯关注痛风的止痛治疗。

药物治疗：痛风的药物治疗分两步，第一步是控制急性期的炎症反应，尽快缓解疼痛，第二步是降尿酸治疗。降尿酸治疗非常重要，只有把尿酸降下来，才能真正控制病情发展。所以，急性期的疼痛缓解后应该遵从医生指导规范用药，进行降尿酸达标治疗，定期门诊随访，监测血尿酸。

避免剧烈活动：如赛跑、打球等，因出汗量增加，尿酸由小便中排出减少，且剧烈运动后所产生的乳酸会阻碍尿酸的排泄。

饮食原则有如下几点。

（1）蛋白质摄取以每日每公斤体重1克为佳。

（2）急性痛风发作时，应尽量选择嘌呤含量低的食物，如蛋类、低脂牛乳、米、面、甘薯、绿叶菜、瓜类蔬菜、水果等。

（3）平时饮食均衡摄取，应避免嘌呤含量过高的食物，如动物内脏、海鲜、干豆等。

（4）烹饪时选用植物油，且要适量，少吃油炸食品。

（5）避免摄食荤汤，因嘌呤溶于水，久炖的肉汤中含有大量从肉中溶出的嘌呤。

（6）注意食品的烹调方法：合理的烹调方法，可以减少食品中的嘌呤含量，吃肉时先将肉切成小丁，然后煮沸，弃汤后再行烹调。辣椒、芥末、生姜等调料均能兴奋自主神经，诱使痛风急性发作，应避免食用。

（7）食欲不佳时，需补充含糖液体，以避免身体的脂肪快速分解，抑制尿酸排泄。

（8）维持理想的体重。

（9）每日应饮水2升以上，适量饮用茶水和咖啡，多饮白开水。

（10）避免暴饮暴食。

（11）禁酒（尤其是啤酒）、戒烟。

（12）避免喝浓茶。

（13）避免穿过紧的鞋袜。

（14）注意休息，避免过度劳累。

（姜林娣）

○ 摘编自《新闻晨报》2016年1月5日

—— 专家简介 ——

姜林娣

姜林娣，博士生导师、主任医师、教授，复旦大学附属中山医院风湿免疫科主任。

中华医学会风湿病学分会全国委员，上海市医学会风湿病专科分会副主任委员，中国医师协会风湿免疫科医师分会常委，海峡两岸医药卫生交流协会风湿免疫病学专业委员会痛风学组副组长，上海市中西医结合学会风湿病专业委员会委员，复旦大学风湿、免疫、过敏性疾病研究中心副主任等。

擅长系统性红斑狼疮、大动脉炎、多发性肌炎、皮肌炎、类风湿关节炎、强直性脊柱炎、痛风等风湿疾病的诊治。

十四、尿酸可控，痛风可治

痛风是一种突然发作的急性关节炎症，往往患者在夜间感觉到足趾关节的突然疼痛，数小时之后疼痛到达顶峰，初次发作的患者可以自行在数日内逐渐缓解。正因为痛风的发病非常突然，因此就如其名字中的"风"字一样，来去迅速。

痛风的发生和我们体内的尿酸有着密切的关系。尿酸盐晶体在关节腔内沉积之后，在一些特定因素的诱发下，就可以导致急性的关节炎症。痛风最好发于第一大脚趾的关节，医学上又称为第一跖趾关节，其次是脚背、脚脖子（踝关节）、膝盖、腕关节等关节部位。

高尿酸血症

人体是由很多细胞组成的，细胞内含有很多嘌呤，嘌呤进一步代谢就形成了尿酸。在我们的日常饮食中，很多食物也含有丰富的嘌呤，同样在体内会形成尿酸，这一部分称为外源性尿酸嘌呤，占每日总嘌呤产生量的 20％。另外，人体每日的新陈代谢也会产生很多嘌呤，经代谢后变为尿酸，这一部分称为内源性嘌呤，占每日总嘌呤产生量的 80％。正常情况下，人体内每日产生的尿酸和肾脏排出的尿酸是均衡的，因此在血液里达到一个稳定的浓度。当我们摄入外源性嘌呤增多后，就会形成尿酸过多，或者由于肾脏的排泌功能下降，就会引起我们血液中尿酸水平的增高，这就是我们常说的高尿酸血症。正常情况下，男性的血尿酸水平是不超过 420 微摩/升，绝经前女性是不超过 360 微摩/升，不管男女，血尿酸超过 420 微摩/升，就是高尿酸血症。

高尿酸血症和痛风的关系

目前高尿酸血症的患病率很高，据国内的不完全统计，目前患病率已达10％～20％，而痛风的患病率在 1％～2％。大约有 1/10 的高尿酸血症患者最终会演变为痛风。

无症状高尿酸血症的危害

目前研究发现，高尿酸与很多疾病密切相关，例如糖尿病、高血压、高脂血症。存在这些疾病的患者往往有血尿酸的增高。长期的高尿酸血症还会引起肾脏的损害，出现泌尿系统的结石、慢性痛风性肾病。因此，这些患者即使没有出现痛风，我们在临床诊治中还是需要根据患者的个体情况，对血尿酸进行干预。

痛风分期

痛风可分为四个期：高尿酸血症期也就是潜伏期；当出现关节痛发作时，就是痛风急性发作期；平时痛风不发作的时候，也就是痛风性关节炎间歇期；最后关节反复疼痛就进入慢性痛风关节炎期。长期痛风发作后还可以在关节部位出现大小不一的包块，这些就是痛风石。另外，长期尿酸高还会在肾脏引起结晶和结石。

高尿酸血症的防治

首先，我们需要在日常饮食中适当限制高嘌呤的食物，因为嘌呤是形成尿酸的原料。其次，我们要控制血糖、血压、血脂，以便更好地控制尿酸。第三，避免使用会导致尿酸排泌减少的药物，比如小剂量阿司匹林、利尿剂等。

规范化治疗痛风

痛风的治疗是综合性的措施。首先，我们在日常生活中要注意坚持低嘌呤饮食和多饮水，适当运动，避免体重增加过多。对于药物治疗，急性痛风发作的治疗药物和平时针对高尿酸的治疗药物是不一样的。在急性痛风期，我们主要以迅速缓解关节的症状为主要治疗原则。目前我们用于控制急性炎症的药物分为三大类：秋水仙碱、解热镇痛药、糖皮质激素。关节炎症控制后，我们需要预防下一次痛风发作，这就需要我们进行降尿酸治疗。目前降尿酸药物分为两大类：经典药物别嘌醇抑制尿酸生成，苯溴马隆促进尿酸排泄；非布司他是近年使用较多的抑制尿酸生成的药物。选择哪一种降尿酸药物，需要根据每个患者的具体情况而定。患者也需要定期检测肝肾功能、血尿酸来调整药物用量。值得强调的是，无论患者使用哪一种降尿酸药物，都需要进行至少半年的预防痛风发作的治疗。这是因为在降尿酸初期，血尿酸的波动会导致痛风的急性发作。预防用药也分为三大类：秋水仙碱、解热镇痛药、小剂量糖皮质激素。预防用药的药物剂量低于急性发作时的药物使用剂量。在医生指导下避免药物不良反应。

高尿酸血症/痛风患者用药

痛风是可以治愈的。长期坚持血尿酸控制在 300 微摩/升以下或 360 微摩/

升以下，可以帮助我们溶解关节里的尿酸盐结晶，当关节里尿酸盐全部溶解清除后，痛风也就治愈了。但这是一个长期的过程，需要患者坚持配合治疗。

高尿酸血症/痛风治疗药物需要在医生指导下进行，服用药物后也需要定期监测肝肾功能，只要能和医生很好地配合，就能最大限度地避免药物副作用。值得强调的是，秋水仙碱目前都主张小剂量服用，而非按照说明书上推荐的剂量使用，小剂量使用的副作用明显小于大剂量的。关于中药，中医中药是我们祖国医学的瑰宝，但是患者需要到正规的中医医院进行诊治，千万不要盲目相信所谓的民间偏方和秘方。

（邹和建）

○ 摘编自海上名医在线课堂 2016 年 11 月 15 日

—— 专家简介 ——

邹和建

邹和建，复旦大学附属华山医院风湿免疫科教授、主任医师、博士研究生导师。

复旦大学附属华山医院党委副书记、纪委书记；华山医院北院常务副院长；华山医院伦理委员会（HIRB）主席，复旦大学风湿、免疫、过敏性疾病研究中心主任，复旦大学附属华山医院分子与转化医学研究所所长；国际硬皮病临床与研究协作网（InSCAR）副主席。

主要从事痛风发病机制及遗传学研究、系统性硬化病（硬皮病）发病机制研究，以及调节性 T 细胞对类风湿关节炎（RA）发病的机制研究。

十五、痛风不痛不是梦

治疗得当，痛风未必伴终身

得过痛风的人对那种疾风骤雨式的蹈趾关节剧痛往往刻骨铭心。实际上除急性发作时疼痛之外，反复发作会转为慢性，引起不痛程度的肾脏损害。根据临床经验，如果痛风年年频繁发作数次，持续 10 年以上，就会严重影响肾脏，甚至导致尿毒症。但近几年随着一些降尿酸药物即"治本"药物的不断问世，若能早期诊断并给予恰当的治疗，不但能防治痛风频繁发作，提高患者生活质量，更可使肾脏病变减轻或停止发展。

时下治疗痛风的药物分为两大类，一是"治标"的，也就是急性发作期，患者疼痛难当时用的，如秋水仙碱、非甾体消炎药和激素药；二是"治本"的，或是抑制其合成，或是促进其排泄，从根本上降低尿酸。

关键之一：急性发作期如何用药

秋水仙碱是过去痛风发作期的常用药，能帮助止痛，很多患者和医生都很熟悉。但是现在不少欧美国家都禁用了，因其副作用大，且只能在疼痛当时使用，超过 12 小时用药效果减半。

有些患者遵医嘱长期服用苯溴马隆（痛风利仙）或别嘌醇等降尿酸药物，发现痛风急性发作盲目加大降尿酸药物剂量。而有些非专科医生对确诊为急性发作的患者也单独开出该类药物，以期达到终止发作的目的，结果却适得其反。

苯溴马隆和别嘌醇在药典上属抗痛风药，前者可增加尿酸经肾排泄，后者可抑制尿酸形成，主要适用于慢性期痛风，并无消炎止痛作用，非但不能解除患者的剧痛，而且急性期应用，由于体内尿酸池的动员，血尿酸可一度升高，引起所谓的转移性痛风发作，加重病情，延长发作过程。

关键之二：发作期以后如何用药

在急性发作期不能服降尿酸药物，但在疾病控制 7～10 日后应该开始服用，至少要服用 3～6 个月，不能尿酸一下降就停药，否则会促使痛风复发。只有病情非常稳定后，没有任何关节疼痛、肾功能异常、痛风不再复发后才能停药。

降尿酸药有两大类，抑制合成类药物推出比较早，医生熟悉，使用较多，但副作用很大，而且尿酸生成过多型只占高尿酸血症的 10％，排泄减少型要占 90％以上，因此建议使用促进排泄类降尿酸药物。

为消除急性炎症反应，解除疼痛，终止发作，医生常给痛风急性发作患者开一些诸如吲哚美辛(消炎痛)之类的非甾体消炎药，而且剂量较大，每日服用次数也较多，其目的是尽快免去患者疼痛之苦。但消炎镇痛药既不影响尿酸代谢，也不增加尿酸排泄，属于对症治疗，并非对因治疗。而且此类药物副作用较多，除严重胃肠道反应外，还可引起不同程度的肾功能损害。因此，一旦急性发作过后，应快速减药，短期内停药。曾有一位痛风患者，听人说该药可预防痛风急性发作(小剂量、间隙使用有一定的预防作用)，故每日超常规剂量服用，坚持不懈。一年后，化验发现血肌酐已升高超过正常的一倍，疑为痛风性肾损害，患者非常着急，到处就医。经详细调查和分析，拟定此肾损害可能与患者长期服用吲哚美辛有关，随即停药，不久肾功能恢复。

关键之三：发现血尿酸增高如何用药

对于无症状的高尿酸血症不一定需要降尿酸治疗，因为药物都有这样那样的副作用，有的毒副作用还比较严重，抑制合成的别嘌醇所致的剥脱性皮炎甚至可引起死亡。

当然，也不等于不去管它，需定期随访和复查。如有明显的痛风家族史，血和尿的尿酸都增高得非常显著或者已出现临床症状者可考虑药物治疗。就是已有一两次痛风急性发作的患者，也不一定需要药物控制，这是因为痛风复发频度有较大的个体差异，有的人一生中仅发作 1 次，以后不再发作，更无转为慢性之虞，对这部分患者用药就显得过于积极，甚至得不偿失。

一般认为每年有 2 次以上发作，或有痛风石、肾损害表现，或经饮食控制血尿酸仍显著升高者，方需药物来控制。

（赵东宝）

○ 摘编自《劳动报》2008 年 2 月 5 日

—— 专家简介 ——

赵东宝

赵东宝，上海长海医院风湿免疫科主任、教授、主任医师、博士生导师。

获上海市领军人才，上海市优秀学科带头人，军队院校育才银奖，总后三等功等称号。

主要从事风湿病、痛风及骨质疏松症的临床和科研工作。

十六、银屑病关节炎——学科交叉疾病

银屑病，俗称"牛皮癣"，是一种常见的复发性炎症性皮肤病，其特点是皮肤出现大小不等、边界清楚的红斑鳞屑性斑块，上面覆盖大量干燥的银白色鳞屑。使用"牛皮癣"这一名称其实并不科学，因为牛皮癣并不是真正的"癣"。在医学上，"癣"是指由于真菌感染引起的一些皮肤病，例如体癣、足癣、甲癣等，将皮肤病变部位的皮屑放在显微镜下常常能发现真菌菌丝或真菌孢子。而牛皮癣并不是由真菌感染引起的，用抗真菌药物治疗无效。由于银屑病皮损上覆盖有银白色的鳞屑，很有特征性，故西医称其为"银屑病"是十分恰当的。

据调查，银屑病的患病率占全世界人口的 0.1％～3％，截至 1998 年，我国银屑病患者已经达到 280 余万。因该病顽固难治，病程长，多难于治愈且消退后易再发，因而已经成为皮肤病的重点防治病种之一。

对于银屑病患者需要注意的是：银屑病不仅仅是皮肤病，它还可以产生关节炎症，称为银屑病关节炎，患者可有关节和关节周围软组织疼痛、肿胀、压痛和运动障碍，其发病高峰年龄在 30～50 岁，但也可能从儿童期发病。关节累及没有性别差异，男性以脊柱关节受累较多见。

银屑病关节炎的发病机制尚不明确，皮肤和关节的病变可能有相同的作用机制，目前认为本病与遗传、免疫和环境等因素相关。一般认为免疫功能紊乱、代谢异常、精神因素、外伤、季节变化、内分泌改变、血流动力学的改变、细菌感染及某些药物均可诱发或使本病加重。

研究表明银屑病关节炎的关节炎症与皮肤表现的发生并不一致，75％的患者，关节炎出现在皮肤改变之后，两者同时出现的占 10％～15％，关节炎发生在皮疹之前的约占 10％。约 35％的患者关节炎与皮肤病变严重程度相关。当关节炎出现在皮疹之前时，诊断为"银屑病关节炎"就非常困难，常常误诊为强直性脊柱炎或类风湿关节炎，直到皮肤改变出现时，方才做出正确的诊断。

银屑病关节炎是一种慢性关节炎，对某些人来说，它很温和并且来去匆匆，但对大多数患者来说，则持续进展，快速恶化。早期表现为关节肿胀、疼痛，晚期可因关节强直而导致残废。80％的银屑病关节炎患者有指甲病变。指甲的病变虽无特异性，但远端指间关节和临近的指甲同时受累时应高度怀疑本病。

目前银屑病关节炎治疗多采用甲氨蝶呤等药物治疗，虽然该类药对大多数患者的病情改善起一定作用，但对于一些难治性患者仍然显得力不从心。肿瘤坏死因子抑制剂的问世给银屑病关节炎患者带来了福音，对银屑病关节炎的疗效明显提高。

银屑病关节炎是风湿科和皮肤科的交叉疾病，银屑病的皮疹应由皮肤科医生治疗，而一旦银屑病患者出现了关节炎，则风湿科医生治疗较为擅长。风湿科医生和皮肤科医生相互合作，一定能给银屑病关节炎患者带来更佳的治疗效果。

（万伟国）

○ 摘编自《新民晚报》2010 年 6 月 28 日

── 专家简介 ──

万伟国

万伟国，风湿病学专家，复旦大学附属华山医院风湿科常务副主任（主持工作）。

任上海市医师协会风湿免疫科医师分会委员兼秘书、上海市医学会风湿病专科分会委员、中国中西医结合学会风湿病专业委员会委员、上海市中西医结合学会风湿病学分会委员、海峡两岸医药卫生交流协会风湿免疫病学专业委员会委员。

致力于传播风湿病学知识，对强直性脊柱炎、银屑病性关节炎、系统性红斑狼疮、多发性肌炎、皮肌炎和痛风性关节炎等有较好的临床经验。

十七、口干、眼干——警惕干燥综合征

秋季，很多人都会受到口干、唇干、眼干、眼痒、咽痛等问题的困扰，他们大多习惯性地认为这是季节性的"秋燥"来袭，没什么大不了。秋冬季节气候干燥，人们确实容易受到秋燥的困扰，但身体发出的"干燥警报"有些是病理性引起的。如果口干、眼干同时发生持续 3 个月以上难以缓解，就需要警惕是否得了"干燥综合征"。

干燥综合征是一种侵犯外分泌腺体(唾液腺、泪腺、腮腺等)的慢性系统性自身免疫性疾病，分为原发性与继发性两大类。它可继发于类风湿关节炎、系统性红斑狼疮、硬皮病和皮肌炎等多种结缔组织病。原发性干燥综合征属全球性疾病，在我国人群的患病率为 0.3%～0.7%。原发性干燥综合征的发病特点是女性多发，全部患者中女性占 90% 以上，男女之比为 1∶9，日本报道男女之比为 1∶39，我国北京郊区调查发现男女之比为 1∶15，且以 30～60 岁多见，最小发病年龄有报道为 13 个月。临床主要表现为口干，唾液减少，甚至吃干食必须水送，多发龋齿；眼干，有异物感，泪液减少，甚至无泪；反复腮腺肿大，关节疼痛肿胀。多系统损害包括肺间质病变、萎缩性胃炎、慢性肝炎、肾小管酸中毒、血液系统损害、淋巴瘤等。

门诊有些患者常常会问："医生，我怎么知道自己是不是患有干燥综合征呢?"其实在临床工作中诊断干燥综合征，尤其是早期诊断有赖于口干燥症及干燥性角膜炎、抗 SSA 和/或抗 SSB 抗体、唇腺的灶状淋巴细胞浸润的检测。临床上大多数患者以口干、眼干症状来就诊，与疾病累及唾液腺、泪腺相关，临床上可根据唾液流率、角膜破裂时间、角膜染色、Schirmer 试验阳性来辅助诊断；此外，自身抗体如抗 SSA 和抗 SSB 抗体在疾病诊断中也起到重要的作用，前者在本病的敏感性高，后者则特异性较强。唇腺的灶状淋巴细胞浸润是干燥综合征患者特征性的病理表现，是干燥综合征侵犯唾液腺体的最直接证明，故有较高的特异性。近年来，微创唇腺活检术因其具有创伤小，诊断阳性率较高，活检次日伤口即可愈合的优势，已在临床广泛应用。

那么，口干、眼干就一定是干燥综合征吗? 答案是否定的。诊断原发性干燥综合征需要排除一些其他引起口干、眼干症状的疾病。老年人腺体退化萎缩会感觉口干、眼干，糖尿病患者经常有口干、口渴，而某些患者味蕾萎缩，同样有口干症状，部分患者服用药物如颠茄、山莨菪碱（654－2）、抗溃疡药以及放化疗时同样可出现口干不适，因此有必要到门诊进一步排查。引起眼干的疾病也很多，首先要排除眼睛本身的病变，如眼睑下垂、眼球突出、泪囊堵塞等引起的干眼及泪少症状；其次过度用眼、环境干燥、某些药物等同样可造成患者眼干不适，可至眼科门诊检查，以明确诊断。

（赵福涛）

○ 摘编自上海新闻广播"活到 100 岁"栏目 2016 年 11 月 22 日

—— 专家简介 ——

赵福涛

赵福涛，上海交通大学医学院附属第九人民医院风湿免疫科主任，主任医师，硕士研究生导师。

担任中国医师协会免疫吸附学术委员会常委，中国医师协会风湿免疫科医师分会委员，上海市医学会风湿病专科分会委员，上海市医师协会风湿免疫科医师分会委员，上海市中西医结合学会风湿病专业委员会委员等。

擅长诊治干燥综合征、类风湿关节炎、强直性脊柱炎、痛风、骨关节炎、骨质疏松、红斑狼疮等风湿免疫病。

十八、风湿病症状知多少

在很多老百姓的眼里，风湿病主要是关节肿痛、活动不便等不伤身体的所谓的关节炎。其实不然，大家颇为熟悉的风湿性关节炎已少之又少，取而代之的是大家较为陌生的自身免疫性疾病，即风湿免疫性疾病。

"风湿"一词起源于古希腊，体液由于湿冷而下注于四肢、内脏引起疾病，即为风湿。我国《黄帝内经》把风、寒、湿三气杂合称为痹。因为风湿病大多累及关节而引起疼痛，所以风湿一词一直沿用至今。

随着医学的发展，人们对风湿病的认识也越来越深入，其实风湿病不是一种病，而是一组疾病的总称，有 10 大类，包括 100 多种疾病。

通常分为两大类，一类是系统性疾病，与人的自身免疫功能障碍有关，如系统性红斑狼疮、系统性血管炎等，它会造成全身器官如心、肾、肺、肝、脑等损害，危及生命；另一类是主要影响关节的疾病，其中发病率比较高的有类风湿关节炎、骨性关节炎、强直性脊柱炎、痛风、骨质疏松等。

风湿病的常见症状有如下几种。

（1）发热：是风湿病的常见症状，可为低热、中等度发热，也可为高热，往往表现为不规则的发热，一般无寒战，抗生素治疗无效，同时伴血沉增快，如系统性红斑狼疮、成人斯蒂尔病、血管炎、脂膜炎等均可以发热为首发症状。

（2）疼痛：是风湿病的主要症状，也是导致功能障碍的重要原因。关节痛、颈肩痛、腰背痛、足跟痛往往是风湿病的主要表现，有时还伴有关节的肿胀。类风湿关节炎常有对称性的关节肿痛，以手指关节、腕关节尤为明显，晨起时有双手握紧不能的感觉；强直性脊柱炎有腰背痛，休息时加重，而活动后减轻，并伴有足跟痛、红眼（虹膜炎）；风湿性多肌痛则有颈肩痛、四肢肌肉的疼痛及发僵，患者往往觉得起床、穿衣、梳头和下蹲起立困难。

（3）皮肤黏膜表现：系统性红斑狼疮、皮肌炎、多肌炎、白塞病、脂膜炎、干燥综合征可有皮疹、光敏感、口腔溃疡、生殖器溃疡、眼部症状、网状青斑、皮肤溃疡等。皮疹的表现可以多种多样，比如红斑、丘疹、紫癜、皮下结节、荨麻疹等。

（4）雷诺现象：指（趾）端遇冷或情绪激动时出现发白，然后发紫、发红或伴有指（趾）端的麻木、疼痛，严重的可有皮肤溃破，可见于硬皮病、类风湿关节炎、混合性结缔组织病、系统性红斑狼疮。

（5）肌肉表现：可有肌肉疼痛、肌无力，检查发现肌酶升高、肌电图表现为肌原性损害等，如皮肌炎、多肌炎、混合性结缔组织病、系统性红斑狼疮等。

（6）眼部表现：由于不同风湿病影响眼的部位不一样，可以累及一层或一层以上，如类风湿关节炎侵犯主要表现为巩膜炎，强直性脊柱炎发生虹膜炎多见，而系统性红斑狼疮累及视网膜可以造成特征性的视网膜血管炎或狼疮视网膜病。

（7）系统损害：系统性红斑狼疮、类风湿关节炎等可有多个器官的损害，如表现为心脏炎（心包炎、心肌炎、心内膜炎）、肾脏损害（蛋白尿、血尿、浮肿、高血压、肾功能衰竭）、血液系统（白细胞减少、红细胞减少、血小板减少、溶血等）、呼吸系统（间质性肺炎、肺动脉高压、胸腔积液）、消化系统（肝功能损害、黄疸、腹水）等。

风湿病病情往往比较复杂。除了详细了解病史，做些常规的检查外，需要通过一些风湿病的专科检查，如临床免疫学检查，包括抗核抗体谱、抗双链 DNA 抗体、抗 ENA 抗体、抗中性粒细胞胞浆抗体、抗血小板抗体、抗心磷脂抗体、类风湿因子、抗核周因子、抗角蛋白抗体、抗线粒体抗体、抗平滑肌抗体、补体、免疫球蛋白、T 淋巴细胞亚群、HLA－B27 等。

对大部分风湿病患者来说，最好是到内科就诊。因为内科医生在疾病的诊断和治疗方面是经过特殊训练的，有一定的风湿病知识，他们能处理涵盖面很广的风湿性疾病。有风湿科或风湿免疫科的医院，患者就比较方便，直接到风湿科就诊。风湿病专科医生都经过风湿病学方面的特殊训练，对于风湿病有比较全面系统的了解，对专科疾病的诊断及治疗也较娴熟。复杂、难治的风湿性疾病，那就更应看风湿病专科医生。

（赵东宝）

○ 摘编自《上海大众卫生报》2008 年 2 月 24 日

十九、眼疾元凶或是"风湿免疫病"

王阿姨最近半年眼睛干涩，难以忍受，厉害时还会眼睛发红、疼痛，点了好几瓶眼药水也不见好转。到眼科就诊以后检查发现有干眼症，角膜也有受损，经过医生的指点，她在风湿免疫科终于找到了病因——干燥综合征。原来眼睛干涩疼痛是干燥综合征的一个常见表现。

眼疾反复，除了单纯的眼科疾病，原来还可能是风湿免疫性疾病在作怪。眼睛是心灵的窗户，也是身体免疫的窗户。许多风湿免疫病均可导致眼部炎症，产生眼睛干涩、疼痛、异物感、视力下降、视物模糊、结膜炎、角膜炎、虹膜睫状体炎、视神经炎等。

其实，下面这些病都会引起眼睛症状。

干燥综合征：是一种自身免疫性疾病。中年女性多发，泪腺、唾液腺受损，会产生"干燥"的症状。典型症状是眼干、口干，可伴有关节痛、牙齿片状或块状脱落、龋齿、舌面干裂、腮腺炎、下肢紫癜样皮疹、肝功能异常、血小板减少、发热等。眼部常常表现为干燥性角结膜炎：眼睛干涩、发痒、异物感、少泪、疼痛，严重时痛苦无泪，需要每日使用眼药水。

强直性脊柱炎：是一种以关节痛为主的自身免疫性疾病。年轻男性多发，脊柱关节产生炎症，会产生"静息痛"，典型症状是腰背痛、臀区痛、足跟痛、夜间痛、翻身困难、晨僵，休息时、夜间疼痛加重，活动后疼痛反而好转。1/4 的患者可反复发作眼睛虹膜睫状体炎，单侧或双侧交替，出现眼睛发红、疼痛、视物模糊、畏光流泪、视力障碍等。

白塞病：是一种全身性血管炎性自身免疫病，又称"口-眼-生殖器三联征"。典型的表现是口腔溃疡、生殖器溃疡、眼睛炎症。约 50％患者有眼炎，双眼各组织均可受累，眼睛炎症可表现为：视物模糊、眼球充血、疼痛、畏光流泪、异物感，严重者可影响视力，致盲率可达 25％。

反应性关节炎：是一种发生于某些特定部位(如肠道、泌尿生殖道)感染之后出现的关节炎。典型者表现为尿道炎、结膜炎、关节炎三联征。男女发病率相等，典型的关节炎出现于感染后 1～6 周。1/3 的患者可出现结膜炎，表现为眼睛疼痛、发红、畏光，常与关节炎同时发作，且很容易复发。

血管炎：是一种侵犯大、中、小血管的自身免疫性疾病。可伴有黑蒙、视物不清、复视、失明。个别血管炎眼受累最高比例可达 50％，15％的患者为首发症状。血管炎患者还可伴有发热、皮疹、关节痛、鼻窦炎、咳嗽、头痛、泡沫尿等。

还有一些其他的风湿免疫病，也可引起眼睛症状。眼疾反复，常常可以作为线索，找到原发的风湿免疫病。只有控制了原发病，才能控制眼炎的反复发作，防止失明等严重的并发症出现。

（杨邵英）

○ 摘编自《新闻晨报》2016 年 5 月 17 日

CHAPTER TWO

2

问 名 医

类｜风｜湿｜关｜节｜炎

1. 类风湿关节炎与天气变化有何关系

在日常生活中，多数类风湿关节炎患者对天气变化敏感，每当刮风下雨或寒潮来临之际，关节往往出现疼痛或疼痛加重，好似可以预报天气，竟成了"气象台"。

在阴雨连绵的天气，常常会有气温下降、气压降低、湿度增高的现象，这三种因素就是造成类风湿关节炎患者局部疼痛加重的主要原因，其中湿度的改变起主要作用。在阴天、下雨、寒冷、潮湿时，若祸不单行，在冬季同时患上冻疮，关节肿胀和疼痛则可同时加重。究其原因，主要是由于类风湿关节炎患者的关节及其周围血管、神经功能不全，引起血管舒缩缓慢、不充分，致使皮肤温度升降迟缓而造成。当天气潮湿时，湿度增加，使关节神经敏感性增加；而寒冷时，血流缓慢，血中和滑膜内的纤维蛋白原增多，同时血中肾上腺素水平升高，甚至会出现暂时性血栓形成，加上温度下降时血中冷球蛋白凝集及关节滑液内透明质酸含量增多，使滑液黏度增高，这样就加大了关节运动的阻力，从而使关节疼痛加重。

可见，天气变化是促使关节症状发作或加重的一个条件，但只要人的功能处于正常状态，可以不出现关节疼痛，做到不"靠天吃饭"。这就需要类风湿关节炎患者平时通过各种途径增强体质。在天气变化时，做好御寒防湿工作。

（倪立青）

—— 专家简介 ——

倪立青

倪立青，上海市光华中西医结合医院关节内科主任医师，享受国务院颁发的政府特殊津贴。

擅长以类风湿关节炎为主的风湿病诊断和治疗以及研究工作，运用以蛇制剂为主的中西医结合方法治疗，取得了较好疗效。对骨关节炎、强直性脊柱炎、银屑病关节炎、风湿性关节炎、痛风等其他风湿病也有一定研究。

2. 类风湿关节炎有哪些症状和体征

类风湿关节炎的临床表现与病程差异很大，从短暂、轻微的少关节炎到急剧进行性的多关节炎及周身血管炎。关节侵犯程度与周身症状及关节外表现的轻重不平行。

类风湿关节炎患者有 5%～15% 呈急性发作，超过半数起病缓慢。一般来说，关节症状虽然是该病最突出的表现，但最初却不一定出现关节的症状，也不一定是最明显的临床表现。患者通常先感到全身疲乏、食欲不振、消瘦、手足麻木、刺痛，或伴有全身肌肉疼痛，继而出现 1～2 个关节的疼痛和僵硬，僵硬往往在晨间较为明显，称为晨僵，可持续几小时，这时关节的外观并无异常。接着出现关节肿大和疼痛，逐渐为对称性多关节肿痛；四肢大小关节呈游走性疼痛、肿胀；近端指间关节出现特征性的梭形肿胀。最终，活动受到限制，慢慢出现肌肉萎缩，关节僵硬变形。有些患者病变累及颞颌关节，以致张口困难，连吃苹果、梨、馒头都不方便。如果四肢的重要关节僵硬变形，患者将丧失劳动力，甚至生活无法自理。

另外需要指出的是，类风湿关节炎不是一个关节局部的疾病，而是一个全身性疾病，因此有些患者可出现全身其他系统的病变，如类风湿结节、皮肤溃疡、淋巴结肿、肺纤维化、脾肿大、巩膜炎等。

关节肿痛以指（趾）小关节的发病率最高，且最早出现。如果大关节首先发作，多以单个关节疼痛或肿胀开始者，应该注意与感染性关节炎和痛风性关节炎等病相区别。

部分患者的胸锁、寰枢关节（位于咽喉）及其他部位颈椎均可受累。寰枢关节受累，可致颈前疼痛、吞咽困难、呼吸短促或声音嘶哑。腕部屈肌腱鞘炎压迫正中神经时，可引起腕管综合征。腘窝囊肿是由膝关节滑膜炎发展而来的，当膝关节活动时，膝内压力增加，大量滑液外渗，形成一个囊状包裹囊肿，积液进入腘窝滑囊后不易逆流，致使囊肿逐渐增加，严重者可出现囊肿破裂，使积液进入腓肠肌（即小腿肚）或踝关节而引起局部突然疼痛、肿胀或软组织包块。渗出积液增多时可压迫静脉，导致小腿肿胀或静脉曲张，甚至引起类似血栓性静脉炎的表现，足过度背屈时，腓肠肌会出现疼痛、下肢肿胀，并伴全身发热及血白细胞升高。

（倪立青）

3. 类风湿关节炎患者为什么会发生晨僵

晨僵是炎症的一种非特异性表现。类风湿关节炎的基本病理变化是滑膜炎和血管炎，滑膜炎时滑膜和关节囊充血、水肿、增厚、变粗糙、肉芽组织形成，造成关节内循环障碍。关节周围组织的血管炎，导致血管管径狭窄，引起关节外循环不畅。在活动时血液和淋巴液还能正常流动，长期静止不动就易淤滞不畅。出现晨僵的原因就在于睡眠或运动减少时，水肿液蓄积在炎性组织，使关节周围组织肿胀所致。患者活动后，随着肌肉的收缩，水肿液被淋巴管和小静脉吸收，晨僵也随之缓解。因此，只要受累关节活动减少或维持在同一位置较长时间就会出现僵硬，白天也可出现关节发僵。类风湿关节炎患者在急性期或病情活动期均有晨僵表现，持续时间和滑膜炎的严重程度成正比。严重患者在醒着的时候可"全天"持续不止，尽管这种持续的僵硬感严格地说已大大超过晨僵的范围，但待病情好转，晨僵时间缩短或减轻，病情缓解时可完全消失。当然，也有少数患者的晨僵并不明显，可能与滑膜和周围组织病变程度，以及个体对疼痛或发僵的感受程度不同有关。晨僵是观察和判断病情轻重的重要指标之一，一般晨僵时间超过 30 分钟有临床意义。晨僵时间的正确计算方法，应从清醒后出现僵硬感算起，到僵硬感开始减轻时为止，通常以分钟计算。

晨僵并非类风湿关节炎所特有，在许多类型的炎症性关节炎，如系统性红斑狼疮以及风湿性多肌痛等都有这种表现；骨关节炎的患者也有晨僵的感觉，但往往是暂时的。

（倪立青）

4. 诊断类风湿关节炎有哪些标准

长期以来，类风湿关节炎的诊断标准主要沿用美国风湿病学会 1987 年制订的诊断标准，该诊断标准如下。

（1）晨僵持续至少 1 小时。

（2）3 个或 3 个以上关节肿。

（3）腕、掌指关节或近端指间关节肿。

（4）对称性关节肿。

以上 4 条均需持续 6 周或 6 周以上。

（5）类风湿结节。

（6）手 X 线改变。

（7）类风湿因子阳性。

以上 7 条标准中只要具备 4 条或 4 条以上，即可诊断为类风湿关节炎。

可见，对于典型的类风湿关节炎患者，诊断并不困难，但在疾病的早期，病情往往多种多样，如以 1 个关节发病开始，以及 X 线改变还不明显时，此类患者在诊断上存在一定困难。

由此，2009 年美国风湿病学会和欧洲抗风湿病联盟提出了新的类风湿关节炎分类标准和评分系统，即当至少有 1 个关节肿痛，并有滑膜炎的证据(临床或超声或 MRI)，排除其他导致滑膜炎的疾病时，对关节受累情况、血清学指标、滑膜炎持续时间和急性时相反应物四个部分进行评分，若总得分 6 分以上也可诊断类风湿关节炎。此分类标准的提出有助于类风湿关节炎的早期诊断。

（何东仪）

5. 如何诊断早期类风湿关节炎

在早期类风湿关节炎患者中，病情变化可以多种多样：有些患者在发病初期可表现为近端指间关节、腕关节等 1～2 个关节的肿胀和疼痛，持续数日到数周，且反复发作，但不涉及其他关节，类风湿因子往往阴性，X 线摄片也无软骨或骨的变化；部分患者却有非对称性的多关节肿痛，并反复发作，类风湿因子检查阳性；还有一些患者，仅有个别关节疼痛，而无其他关节受累，也无关节以外表现，但类风湿因子检查阳性。凡此种种，可谓变化多端。对于这些具有不同表现的患者，应考虑早期类风湿关节炎的可能性，除需检查类风湿因子外，有条件的话，还可检查抗环瓜氨酸肽抗体、抗核周因子、抗角蛋白抗体、抗 Sa 抗体等；对有关节肿痛者，可辅以 MRI 检查，以了解有无早期关节侵蚀性变化，必要时还可进行关节腔穿刺做关节液检查，以及关节镜的滑膜活检等，对早期诊断都有一定帮助。

当然，也应注意鉴别，少数患者在发病初期表现为多关节的肿痛，类风湿因子也常常阳性，极似类风湿关节炎。但经过一定时间后会出现发热、皮疹等变化，显露出疾病本来的全貌，成为不折不扣的系统性红斑狼疮或其他疾病。因此，应随时注意患者病情的变化，给予适当的检查、密切的观察、确切的诊断。只有善于综合各方面的材料，应用各种实验室检查，才能及早发现类风湿关节炎，及早治疗,控制疾病进展。

(倪立青)

6. 怎样判断类风湿关节炎活动期和临床缓解

目前有许多方法来评估类风湿关节炎的病情活动和缓解,多数采取综合指数评价法,即将关节检查(肿胀、压痛数目)、患者和医生对疾病活动的评分、患者的功能、反应炎症的实验室指标(血沉、C反应蛋白)等作为评价项目,将这些项目所得数值或分值,以特定的公式计算,最终得出相应指数,以此判断疾病活动度。欧洲风湿病防治联合会(EULAR)推荐的常用疾病活动度综合指数评价方式有以下几种:DAS28、SDAI、CDAI、RADAI(详见附表)。

以上评价方法由于评价内容、计算公式等条件限制,适于医生与患者同时在场的环境下进行详细评估。对于大多数患者而言,在日常运用及识别病情上仍存在一定的困难,故现将较为简易的评价方法同时介绍如下。

判断活动期:3个或3个以上关节肿胀,并有以下附加条件中的至少2条。①晨僵1小时或超过1小时。②血沉超过28毫米/小时。③C反应蛋白升高。④关节压痛数为5个或5个以上。

判断临床缓解:①晨僵小于15分钟。②无乏力。③无关节痛。④活动时无关节压痛或疼痛。⑤软组织或腱鞘无肿胀。⑥血沉:男性<20毫米/小时,女性<30毫米/小时。以上6条标准中具备5条或5条以上,而且至少持续2个月,考虑为临床缓解;有活动性血管炎、心包炎、胸膜炎、肌炎和/或近期无原因的体重下降或发热者,不能认为缓解。

● 类风湿关节炎疾病活动度界定

方法	评分范围	疾病活动度界定			
		缓解	低活动度	中活动度	高活动度
DAS28	0～9.4	≤2.6	≤3.2	>3.2且≤5.1	>5.1
SDAI	0.1～86.0	≤3.3	≤11	>11且≤26	>26
CDAI	0～76.0	≤2.8	≤10	>10且≤22	>22
RADAI	0～10	≤1.4	<2.2	≥2.2且≤4.9	>4.9

(何东仪)

7. 类风湿关节炎和强直性脊柱炎有何区别

（1）强直性脊柱炎因种族而异，而类风湿关节炎呈世界性分布。

（2）强直性脊柱炎有明显的家族史，而类风湿关节炎却不显著。

（3）强直性脊柱炎大多在 10～20 岁发病，高峰期在 20～30 岁，而类风湿关节炎可见于各个年龄组，高峰期在 30～50 岁。

（4）强直性脊柱炎男性多见，类风湿关节炎女性多于男性。

（5）强直性脊柱炎常为少关节炎，非对称性，下肢关节受累多于上肢关节，大关节受累多于小关节。类风湿关节炎常为多关节炎，受累关节呈对称性，大小关节皆可受累，累及上肢关节如近端指间关节、掌指关节、腕关节常较累及下肢关节多见。强直性脊柱炎较多影响髋关节，占 30%，而成人类风湿关节炎却很少受影响。强直性脊柱炎很少累及颞颌关节，而类风湿关节炎却有半数以上受累。

（6）强直性脊柱炎几乎全部有骶髂关节炎，而类风湿关节炎却很少有。

（7）强直性脊柱炎可影响全脊柱，一般由腰椎上行发展，而类风湿关节炎一般只影响颈椎。

（8）强直性脊柱炎无类风湿结节，而类风湿关节炎则可见到。

（9）强直性脊柱炎可引起主动脉瓣关闭不全，而类风湿关节炎在临床上不易查出有心脏瓣膜病。

（10）强直性脊柱炎只有少数会引起肺上叶纤维化，而类风湿关节炎肺部会表现为结节、胸膜炎及胸腔积液和肺纤维化。

（11）强直性脊柱炎类风湿因子大多为阴性，而类风湿关节炎大多为阳性。

（12）强直性脊柱炎绝大多数为 HLA－B27 阳性，类风湿关节炎大多为 HLA－DR4 阳性，而 HLA－B27 与正常人群无异。

（13）强直性脊柱炎病理表现主要是肌腱韧带附着点处的病变，如脊柱纤维环的钙化和骨化、脊柱前纵韧带附着点的骨赘形成等，而类风湿关节炎主要是炎性滑膜炎。

（14）这两种疾病对治疗药物的反应也有所不同。

（倪立青）

8. 类风湿关节炎和骨关节炎有何区别

骨关节炎属退行性骨关节病，大多发生于 40 岁以上者，发病率随年龄的增长而增高，65 岁以上者几乎普遍存在。以膝、髋、腰椎等负重关节受累多见，部分患者会出现在远端指间关节、颈椎、第一跖趾关节等部位。发病隐袭，逐渐加重，受累关节会出现疼痛，局部无发热，早期疼痛较轻，大多在活动时发生，劳累后会加重，休息后缓解，待到疾病后期，休息时也会感到疼痛。可以出现关节肿大，活动时能听到响声，有触痛。严重的患者手指弯曲如蛇形。

骨关节炎没有全身症状，无关节外症状，不会侵及内脏。血沉正常，类风湿因子阴性，个别老年患者可能出现阳性，但滴度也很低，呈"弱阳性"。X 线摄片可见到关节间隙狭窄、软骨下骨硬化，呈象牙质变性，并有边缘性骨赘及囊性变，无侵蚀性病变。

类风湿关节炎任何年龄均可患病，以 30～50 岁为多见，病因不明，病变以侵犯近端指间关节、趾关节等四肢小关节为主，呈对称性肿痛，易致关节畸形，血沉增快，类风湿因子大多呈阳性，X 线摄片有侵蚀性骨质改变。

（倪立青）

9. 类风湿关节炎和痛风性关节炎有何区别

痛风性关节炎是由于尿酸盐结晶沉积在关节的骨和软骨上所引起的关节炎，具有发作突然、疼痛剧烈的特点，常可伴有高热、头痛、心悸、疲乏等症状。痛风性关节炎也同样侵犯四肢关节，晚期也可有关节畸形和功能障碍，因而很容易误诊为类风湿关节炎。但它们毕竟是两种不同的风湿性疾病，因此有着诸多不同之处：①痛风性关节炎以男性多见，类风湿关节炎以女性居多。②痛风性关节炎初起时都是单个关节，且以蹬趾的跖趾关节多见；而类风湿关节炎起病大多是对称性关节炎。③痛风性关节炎血尿酸升高，关节的滑液检查可查到尿酸结晶，血沉一般不快，类风湿因子阴性；而类风湿关节炎的类风湿因子阳性，关节滑液检查可发现类风湿因子，血沉大多增快，血尿酸正常。④痛风性关节炎的关节变形以尿酸结石沉积于关节周围为主；而类风湿关节炎是关节的软骨、骨破坏和脱位引起。⑤痛风性关节炎发作快，消退也快，来去匆匆，有如风之感。⑥痛风性关节炎应用秋水仙碱治疗，能使关节症状迅速改善；而类风湿关节炎却需用激素和非甾体消炎药治疗才能改善关节症状。

（倪立青）

10. 类风湿关节炎患者能结婚生育吗

大量资料表明：类风湿关节炎本身不会对胎儿造成影响，新生儿异常的发生率并不增加。类风湿关节炎症状严重时，胎儿生长迟缓的情况曾有报道，可能是由于伴发的血管炎导致子宫和胎盘供血不足所致。然而当孕妇患有继发性干燥综合征、抗 SSA 阳性时，可导致新生儿狼疮。

一般来说，类风湿关节炎患者是可以生育的，但必须以病情得到适当的控制为前提。因为类风湿关节炎患者在病情处于活动时，往往四肢关节肿痛，活动受到一定的限制，生活自理尚且困难，何谈照顾婴儿？另外，即使怀孕，在服用较多药物的情况下，很难保证对下一代不会产生影响。若病情较严重，除了关节外，其他部位，如心、肺等也多会累及，一旦妊娠，更有危及患者生命之虞。

绝大多数类风湿关节炎患者均可成功受孕和正常分娩。类风湿关节炎患者通常不禁忌妊娠，但如有以下情况时，应该避免妊娠：①关节严重畸形，丧失或基本丧失抚育子女能力时。②疾病活动伴严重关节外症状，如发热、贫血、血管炎、心肺累及等。③需要或正在应用甲氨蝶呤、环磷酰胺、苯丁酸氮芥等细胞毒性药物治疗时。④病情活动，产后有可能丧失照顾婴儿能力，并且无人帮助时。

当然，在决定是否生育时，还应考虑家庭收入情况、后代抚养问题以及远期生活目标。医生、患者及其家属应对治疗、生育及以后子女抚养方面制订出周密的计划：①妊娠期间的抗类风湿关节炎治疗计划。②预防性关节的保护措施（尤其是下腰部关节）。③孕前及产前停药的时限。④分娩或麻醉方式的选择。⑤产后的锻炼计划。⑥对分娩后可能出现的类风湿关节炎病情加重，以及可能出现的一系列困难做出充分的估计，并在心理上有所准备。⑦失能母亲照顾婴儿技巧的训练及家庭的支持。此外，对有可能需要气管插管的孕妇进行颈椎 X 线检查，必要时进行间接喉镜检查。

（倪立青）

11. 类风湿关节炎的治疗目的是什么

类风湿关节炎的病因和发病机制至今仍然未明。因此在治疗上，特别"灵验"的药物，或"立竿见影"的治疗方法和预防措施，目前还在不断探索之中。现在应用的中西医结合治疗、内外科结合治疗，加上全身或局部体疗、理疗及作业疗法等综合治疗，还是取得了一定的疗效。

类风湿关节炎的治疗目的主要是为了减轻关节的炎症反应，抑制病变发展及不可逆骨质破坏，尽可能地保护关节和肌肉的功能及达到病情完全缓解。因此，类风湿关节炎的诊断一旦确立，应做好以下几点。

（1）全面了解疾病的现状，包括疾病活动程度、功能状态、全身健康状况及心理状态，并对可能的转归与预后做出初步分析、判断。

（2）根据上述了解与判断，制订全面合理的治疗方案。

（3）向患者解释疾病的现状与治疗计划，教育患者及其家属如何与疾病做斗争。

总的来说，类风湿关节炎这一疾病，起病缓慢，病情缠绵，会给生活和工作带来或大或小的困难和痛苦，如能早期诊断、早期治疗，采用积极的、综合性（心理、药物和理疗、体疗）和中西医结合治疗、内外科结合治疗，大多数患者都可取得不同程度的效果，可以减轻痛苦，控制病情的发展，使患者在生活和工作上不会有太多、太大的困难，但要有耐心，病情即使到了晚期，先进的外科手术还能帮助患者解决不少问题。患者应保持乐观主义的态度，正确对待疾病、对待生活。

（倪立青）

12. 类风湿关节炎的治疗方案有哪些

目前，治疗类风湿关节炎的药物有很多。一般可分为非甾体消炎药、改变病情药、糖皮质激素。

目前，大多主张联合治疗，其目的是同时合用 2 种或 3 种改变病情药，联合应用可通过抑制类风湿关节炎免疫或炎症损伤的不同环节而发挥治疗作用。由于每种药物剂量不增加，不良反应较少重叠，药物不良反应叠加现象并不明显。有学者在 1989 年提出了"下台阶"方案，即从上而下一级一级走，在发病初期就应用小剂量泼尼松，以控制其炎症，并继续以几种药物联合应用，包括非甾体消炎药及一种以上的慢作用药物。这样的联合治疗，能使作用机制不同的药物最大限度地发挥各自的作用，以尽早控制关节炎，防止骨破坏。1990 年，又有学者提出了"锯齿形"模式，即所使用的改变病情药一旦失效或病情加重，应及时更换其他改变病情药，使病情再次缓解。这两种方案与传统用法最大的不同之处在于早期加用了慢作用抗风湿药，从而使病情能及时得到控制，阻止了病程的进一步发展，收到了较好的治疗效果。

另外，还有"上阶梯"模式，主要是根据类风湿关节炎患者的病情轻重不同，采用依次增加慢作用抗风湿药的治疗措施，患者对这种方法的耐受性好，即使出现药物不良反应，也易于调整用药。而且，由于这种方案在开始时慢作用抗风湿药的应用种类少，便于给患者以足量，以便尽早控制关节肿痛等症状。当前类风湿关节炎治疗的传统方法已从序贯单药治疗的上阶梯方案发展为上阶梯联合治疗方案，即治疗效果欠佳时患者采用慢作用抗风湿药的联合治疗。

（倪立青）

13. 类风湿关节炎患者怎样合理使用激素

激素在治疗类风湿关节炎中，可谓是一把"双刃剑"。若正确选择适应证及用法得当，则可有效地减轻炎症，缓解病情；否则，可引起明显的不良反应，甚至延误病情。

类风湿关节炎患者使用激素的剂量应因人而异，男性患者需要量较女性大。一般认为，根据病情需要，确实需用大剂量激素时，应毫不迟疑地使用；病情不需要大量激素时，坚决用小量；能短期使用者，绝不长期应用；的确需要长期使用者，开始时可用较大剂量，以后根据病情逐渐减至维持量，病情活动时每日 3 次服用，病情稳定后宜过渡至每日 1 次服用，再以后过渡至隔日服用；需长期使用激素者，应注意是否应与其他药物合并使用，以尽量减少使用量。

对于类风湿关节炎应用激素治疗，一般主张从最小剂量开始，根据患者用药后症状减轻的情况，再进一步估计需要量。适当的剂量是指：给予最小剂量的药，使症状减轻到患者能够忍受的程度。比如，用泼尼松，一般为 7.5 毫克，早晨 1 次服用（分至其他时间服药，会抑制体内促肾上腺皮质激素的分泌）。将 2 日的剂量合并在 1 日的隔日服药法，对症状的控制虽不及每日 1 次服药为佳，但对下丘脑-垂体-肾上腺轴的抑制较少，并可明显减少不良反应的发生。有严重关节外表现的患者，需用较大剂量的激素，疗程应尽量短。疗程短的患者，需要减量或停用激素时，一般比较容易；而长期应用激素的患者，由于下丘脑-垂体-肾上腺轴受到深度抑制，腺体有不同程度的萎缩，所以在减量或停用激素时，不宜草率行事，应加用其他药物缓慢进行。当然，这些原则都应当由专科医生掌握。

目前认为：小剂量激素是指，以泼尼松为例，每日应用量不超过 7.5 毫克。

小剂量激素尽管可以减少不良反应，但仍可能发生白内障、青光眼、糖尿病、痤疮、多毛、紫癜、皮肤萎缩、骨脱钙。长期使用小剂量激素，应予补充钙和维生素D等。有些患者喜欢用地塞米松，其实地塞米松并不比泼尼松特别优越，而且似乎更易发生骨缺血性坏死，故不宜广泛采用。

（倪立青）

14. 类风湿关节炎治疗的生物制剂有哪些

随着风湿病免疫病理生理学和生物药剂学的发展，产生了一些新型的缓解风湿性疾病病情的药物，称为生物制剂（生物缓解病情抗风湿药），和传统治疗风湿性疾病的药物（传统缓解病情抗风湿药）相比，生物制剂具有很强的针对性，它们将一些对于风湿性疾病病情和预后起关键作用的细胞因子或免疫细胞作为靶点，因而具有起效相对迅速，对疾病控制能力强的特点，为传统缓解病情抗风湿药治疗欠佳或无法耐受的患者带来福音，目前主要应用于临床的有以下几种。

（1）TNF－α拮抗剂：肿瘤坏死因子（TNF－α）介导了类风湿关节炎病程中的多种炎症，通过特异性阻断 TNF－α能缓解类风湿关节炎的病情，故而 TNF－α拮抗剂通过现代生物技术由此问世。目前主要广泛应用的 TNF－α拮抗剂有3种：依那西普、英夫利昔单抗、阿达木单抗。

（2）IL－1 受体拮抗剂：白介素-1（IL－1）是另一种重要的促炎症因子，IL－1 受体拮抗剂通过与 IL－1 竞争性结合 IL－1 受体，从而下调 IL－1 生物活性，起到治疗作用，目前被批准应用的临床药物为阿那白滞素。

（3）IL－6 受体单克隆抗体：IL－6 是一种重要的促炎因子，在类风湿关节炎患者血清和关节液中表达增高，参与免疫细胞活化、自身抗体产生等病理过程，最终导致关节破坏。IL－6 受体单克隆抗体通过阻断该过程，缓解骨质破坏，目前临床应用药物为妥珠单抗。

（4）干预 T 细胞活化的生物制剂：针对 CD28 的靶向治疗——阿巴西普（CTLA－4IgG）。

（5）抑制 B 细胞的生物制剂：针对 CD20 的靶向治疗——利妥昔单抗，既往被批准用于治疗 B 细胞性非霍奇金淋巴瘤，在治疗过程中发现，淋巴瘤合并类风湿关节炎的患者关节症状同时获得有效控制，经反复验证，现已批准使用于一种或多种 TNF－α拮抗剂不敏感的活动期、难治性类风湿关节炎。

（何东仪）

15. 类风湿关节炎患者骨质疏松应如何治疗

类风湿关节炎患者常同时存在骨质疏松,其原因有:①患病关节附近的骨质由于炎症,可以影响骨代谢,从而引起局部的骨质疏松。②由于关节肿痛反复发作,使体力活动明显减少,引起骨质疏松。③在中老年患者中,存在绝经后或老年性骨质疏松。④部分患者应用肾上腺皮质激素,促使骨质疏松。

治疗首先需找出引起骨质疏松的原因,做相应处理,并及时、合理地对类风湿关节炎进行治疗。

经常进行户外活动,阳光中的紫外线能促使皮肤内合成维生素 D,维生素 D 又能促进肠道吸收钙。当然,运动量和选择哪类运动,应根据各自条件、兴趣、爱好和体力情况而定,要量力而行,循序渐进,要安全、有效、持久,切忌发生意外事故。

充足的蛋白质有助于骨质的形成,富钙食品有助于钙代谢平衡,有利于骨矿物质沉积。如蛋、牛乳既能提供优质蛋白质,又含丰富的钙、磷。蛋中的钙主要存在于蛋黄中,大约 100 毫升牛乳中含元素钙 100 毫克;在豆制品、芝麻酱、海产品及水果、绿色蔬菜中也含有较多的钙。一般说来,植物中的钙离子不如牛乳中的钙离子容易吸收。

治疗骨质疏松的药物较多,现介绍以下几种。

(1) 降钙素:从鱼类中提纯,有强大的抑制骨质吸收作用,并有一定的促进骨质形成作用。鲑鱼降钙素,每次 50～100 单位,肌内注射,每周 2～6 次。鳗鱼降钙素,每次 10 单位,每周 2 次;或每次 20 单位,每周 1 次,肌内注射。

(2) 维生素 D 制剂:活性维生素 D 有阿法骨化醇胶囊(法能每日 0.25～0.5 微克,罗盖全每日 0.25～0.75 微克,阿法 D_3 每日 0.25～1 微克),具有增加肠吸收钙离子、保持正性钙平衡、促进钙代谢、刺激骨形成等作用。

钙尔奇 D:它既含钙,又有维生素 D,使钙吸收完全。每片含元素钙 600 毫克,每日服 1～2 片。

(3) 雌激素:对于绝经后,或通过手术过早地卵巢摘除者引起的骨质疏松特别有效。每日 1～2 毫克,连服 4 周后停药 1 周,再连服 4 周,如此重复应用。雌激素并用黄体酮,可有效抑制子宫内膜增生。接受雌激素治疗者应定期进行体检,以便尽早发现不良反应,如乳腺肿瘤等。

(倪立青)

16. 关节炎患者如何注意衣食住行

类风湿关节炎患者穿着的衣服应该是舒适、轻巧和容易穿脱，如小纽扣往往难以扣上，而拉链和尼龙带就比较容易使用。若是拉链，可在末端加一个环，并带一个钩形柄，便于上下拉动。冬季的衣服要保暖，但不宜太重。鞋的大小要合适，应选择轻便柔软的硬底软帮鞋，鞋带宜用松紧带代替。深的素色鞋有助于掩盖畸形足。

在大多数情况下，类风湿关节炎患者除了少数人因某些食物会引起反应而不食外，没有必须禁忌的特殊食品。

类风湿关节炎患者应尽量避免工作和居住的地方潮湿，积极改善环境。即便工作和居住环境条件优越，也应注意起居，如夏季应用电扇、空调时，应该适度，不应贪一时之凉。

在工作中，应把自己的病情告诉一起工作的其他人，以便让他们能有所了解，必要时可另行安排适当的工作。在做家务时，应干片刻歇片刻，经常变换姿势。熨衣服等许多活动可以坐着干，使用长柄工具可以减少弯腰。注意厨房的工作台平面都应在同一高度，使盛有熟食的平锅和盘子可以沿着平面滑动而不需端起来。用凳子坐着淋浴比盆浴更安全。在马桶上装上高起的塑料垫座，并在周围装上扶手，使其更适合患者使用。

用木板将床边垫高，使患者上床更容易。在床边放一张椅子用来帮助起床。餐桌和办公桌可用砖或木块调节到合适的高度。患者应选用能够支撑下背部的，而且不宜太软和太矮的椅子。

一对支架和双拐是首先帮助某些患者行走的最好方法，但并不能使双腿更强壮，应让患者在温水中锻炼大腿肌肉，并鼓励患者拄拐杖行走，拐杖的末端应装上橡皮，以防止滑倒。少数患者需要靠轮椅助上一臂之力，患者的手臂如果有足够的力量，可以自己推动轮椅；手僵硬的患者需要将轮子的推圈包上垫子或戴上手套。

（倪立青）

17. 类风湿关节炎患者如何掌握运动量

有不少患者因疼痛而不敢活动，甚至保持某一种姿势以减轻疼痛，久而久之，关节的活动受到了限制。然而，适当的活动是减少类风湿关节炎患者关节畸形的重要因素。我们需要辩证地对待类风湿关节炎患者活动量的问题。总的原则应当是：炎症活动期（如血沉明显增快、局部关节肿痛明显），应适当休息，不仅可以减轻疼痛，还可以防止炎症的扩散，延缓、减轻炎症对关节的破坏；炎症静止期则主张做一些负重小或不负重的关节活动（如仰卧在床上做髋关节、膝关节、踝关节的屈伸运动），目的是增强肌肉、韧带的力量，防止关节挛缩畸形，活动量由小到大，活动时间逐渐增加，循序渐进。如果不分具体情况，一味地长时间卧床休息，肌肉、韧带乃至关节都会发生失用性改变，导致关节强直的加速形成。

（倪立青）

18. 类风湿关节炎需要做哪些化验检查

对于一个类风湿关节炎患者在诊断前以及治疗过程中常需要化验以下几类指标。

（1）辅助诊断：在患者就医时，医生需要根据患者有无关节疼痛、疼痛的部位、有无晨僵，以及类风湿因子有无阳性等各种指标，做出一个综合判断，即是否为类风湿关节炎。可辅助医生诊断的化验指标有：类风湿因子、抗环瓜氨酸肽抗体、葡萄糖-6-磷酸异构酶、RA33、抗角蛋白抗体。有助于医生鉴别诊断的化验指标有：抗核抗体、抗中性粒细胞抗体、血尿酸等。

（2）监测治疗副作用：为了及时发现治疗类风湿关节炎的药物引发潜在的副作用，需要每1～3个月化验血常规、肝功能、肾功能、尿常规、大便常规和大便隐血等。为了排除不适合某些治疗药物的患者，医生在治疗前需要化验：乙肝两对半、丙肝，有时需要化验结核 T-SPOT。

（3）监测病情变化：血沉和 C 反应蛋白可以反映患者体内炎症程度，有助于医生判断病情活动度。

（戴生明）

19. 类风湿因子阳性就是类风湿关节炎吗

约 70％ 的类风湿关节炎患者血清中可以查到类风湿因子，故而得名。它在本质上是一种抗体，是患者的免疫系统针对体内已经变性的免疫球蛋白 G 的 Fc 片段产生的一类自身抗体，即类风湿因子的产生有助于人体清除某些不正常的免疫球蛋白。

　　类风湿因子是诊断类风湿关节炎的依据之一，但不是唯一依据。除了类风湿关节炎患者体内可以查到类风湿因子外，干燥综合征、系统性红斑狼疮、乙肝病毒携带者等均可出现类风湿因子阳性，甚至少数正常的老年人也可出现低滴度的类风湿因子。因此类风湿因子阳性不等于类风湿关节炎。另外也有约30％的类风湿关节炎患者的类风湿因子是阴性的，因此类风湿因子阴性也不能排除类风湿关节炎。

（戴生明）

20. 类风湿因子升高、关节痛一定是类风湿关节炎吗

　　类风湿因子升高、关节痛常见于类风湿关节炎。此外，也可见于其他以下情况：①弥漫结缔组织疾病，如干燥综合征、系统性红斑狼疮、多肌炎、皮肌炎、系统性硬化病、血管炎和混合性结缔组织病等。②其他慢性炎症，如结节病、慢性肝炎、肝硬化、慢性支气管炎、桥本甲状腺炎、溃疡性结肠炎。③慢性感染性疾病，如结核、亚急性细菌性心内膜炎、梅毒、麻风。④恶性肿瘤，如淋巴瘤、膀胱肿瘤、白血病等。⑤在超过 60 岁的老年人中，类风湿因子升高可高达 15％～50％，这些老年人常合并骨关节炎，表现为多关节疼痛，这时候千万别误诊为类风湿关节炎。

　　因此，大家必须注意，出现类风湿因子升高、关节痛，一定要结合病史、临床表现进行综合判断，以免误诊。类风湿关节炎早期有对称性多关节疼痛、肿胀和功能障碍，晚期则表现为关节僵硬和畸形、残疾。干燥综合征可出现类风湿因子升高、关节痛，常伴有口眼干症状。系统性红斑狼疮多见于育龄女性，虽然类风湿因子升高、关节痛，但其关节痛呈非畸形性关节炎，此外常伴有面部红斑、口腔溃疡、蛋白尿，血象异常如白细胞、血小板减少或溶血性贫血等。

（龚邦东）

21. 治疗类风湿关节炎需要把类风湿因子转阴吗

　　至今为止，科学家认为类风湿因子在类风湿关节炎患者体内并没有致病作用，类风湿因子与类风湿关节炎之间是伴随关系，而不是因果关系。经过甲氨蝶呤、来氟米特，甚至生物制剂治疗后，类风湿因子一般也不能降低。如果要降低

类风湿因子，往往需要应用大剂量的免疫抑制剂，结果把类风湿因子转阴了，但把患者治没了，这对患者反而是有害的。目前类风湿关节炎的治疗目标是消除关节肿胀、疼痛，预防关节畸形的发生，而不是降低类风湿因子。能够反映患者病情轻重的指标有：肿胀关节个数、疼痛关节个数和疼痛程度、晨僵时间、血沉和C反应蛋白，因此医生在治疗随访过程中比较关注这些指标的变化。因此类风湿因子只作为类风湿关节炎的诊断标志，而不是病情轻重的标志，不需要把类风湿因子转阴，在治疗过程中不值得过分关注。

（戴生明）

22. 服用类风湿关节炎的药物已半年了，怎么没有明显效果呢

在回答这个问题之前，我先给大家讲一个实例。

张阿姨是一名地地道道的上海人，今年 58 岁，新添了一个孙子，非常开心，自己很想帮忙带孙子，享受天伦之乐，但美好心愿难以实现，原因不在别人，而是令她痛苦不堪的类风湿关节炎。她患类风湿关节炎已经 4 年了，手指关节、腕关节、膝关节均明显肿胀、变形，生活难以自理。出现目前的局面是张阿姨看不起病吗？显然不是。是现代医学不能有效控制类风湿关节炎的病情发展吗？答案也不是。

那么，造成这种情况发生的真实原因是什么？原来张阿姨在医院就诊时，医生曾嘱咐张阿姨按照如下方式服药："甲氨蝶呤每周 4 片、柳氮磺吡啶每日 8 片、硫酸羟氯喹每日 4 片、泼尼松（强的松）每日 2 片。"但她看了药品说明书后，实际服用的情况是"甲氨蝶呤每周 2 片、柳氮磺吡啶每日 4 片、硫酸羟氯喹每日 2 片"，未服泼尼松。也就是说，她实际服用的药品剂量严重不足，没有达到预期治疗效果也就不足为奇了。

目前治疗类风湿关节炎的药物分为三大类——"治标药"（消炎止痛药/非甾体消炎药）、"治本药"（改变病情抗风湿药）、"激素"（糖皮质激素）。类风湿关节炎的"治本药"说明书中列举了很多有可能出现的副作用，这使许多患者在阅读药品说明书后不敢服用或擅自减量，他们就像张阿姨一样，因为在起病后的 2 年内没有能很好地控制类风湿关节炎的病情发展，并发了关节结构损害。也有部分患者接受正规的联合治疗后，病情也达到临床缓解，就自以为病好了而不再服药，往往在半年内病情复发，再次从头开始治疗效果往往不如原来好，而且在这

个复发过程中，关节损害也在悄悄发展。这些不良结局的出现，令人惋惜。

特别提醒

类风湿关节炎的治疗目标是最大限度地缓解关节肿胀和疼痛，预防关节畸形，帮助维持正常的运动功能。药物治疗是该病治疗方案的核心部分，药物剂量不足，或者拒绝服用说明书中详细列举了许多有可能出现不良反应的药品，往往会延误治疗。规范的药品说明书会详细列举各种可能会出现的不良反应，但真正发生不良反应的概率犹如中奖概率一样，患者千万不能"因噎废食"。

（戴生明）

23. 治疗类风湿的药物是不是毒性很大

类风湿关节炎是一种具有破坏性的关节病，只有积极用药治疗才有望控制病情，阻止发展，进而避免畸形和残疾。针对患者体内的免疫紊乱，医生常常用甲氨蝶呤、来氟米特等抑制异常免疫反应，但部分患者读了药品说明书后就不敢服用或擅自减量，尤其不敢服用甲氨蝶呤，因为它原来是抗肿瘤药，过分担心这些药物会伤肝伤肾，而错过治疗机会。俗话说"是药三分毒"，一个药物在能够用于临床治病之前，需经过严格的动物试验和临床试验，只有治疗效果好而毒副作用小的药物才能通过审批。也就是说，只有对绝大多数患者是安全有效的药物才能用于治病，而且在治疗过程中出现副作用的概率就像是买彩票中奖一样，与大多数人无缘。如果能够在医生的指导下服药，其安全性是有保障的。

（戴生明）

24. 听说甲氨蝶呤是抗肿瘤药，是不是毒性很大

甲氨蝶呤，过去称为氨甲蝶呤，临床上除主治白血病和某些肿瘤外，还被广泛用于治疗类风湿关节炎、顽固性银屑病、银屑病性关节炎、皮肌炎等免疫性疾病。甲氨蝶呤在国际上已被公认为是治疗类风湿关节炎最重要的药物，不仅可以减轻患者的关节肿胀和疼痛，还可以减轻关节畸形的发生，是"改变病情的抗风湿药"，即"治本药"。

甲氨蝶呤同其他药物一样，也有一些副作用，如口腔溃疡或口炎、胃部不适、

恶心、食欲减退，以及肝脏转氨酶升高（肝功能损害）。偶尔出现骨髓抑制（血白细胞和血小板减少）、脱发、肺纤维化等。甲氨蝶呤也会使男性精子数量减少，但是停药后就会恢复。甲氨蝶呤不会影响生育能力，但是怀孕的妇女使用甲氨蝶呤可能会导致新生儿缺陷。

为了尽可能规避不良反应，建议患者在服用甲氨蝶呤期间注意以下事项。

（1）用药前后进行化验检查：在开始使用甲氨蝶呤治疗的前3个月至少每月化验1次血常规、肝功能、肾功能；长期服用时，至少每3个月复查1次血常规、肝功能、肾功能。另外，在开始甲氨蝶呤治疗前，还需检查乙肝抗体、丙肝抗体、艾滋病抗体，做妊娠试验等。

（2）适量补充叶酸：在每周服用甲氨蝶呤的第2日或第3日，服用1片（5毫克）叶酸，可以明显减少甲氨蝶呤诱发的口腔溃疡、肝转氨酶升高、胃肠不适等不良反应，且不降低甲氨蝶呤的疗效。但是，需要注意的是，如果患者每日服用叶酸，会减少甲氨蝶呤的吸收，降低血药浓度，降低疗效。如果甲氨蝶呤的剂量较小，也不适合补充叶酸。

（3）口服改为肌内注射：如果患者服用甲氨蝶呤以后，恶心反应严重，甚至出现呕吐等不适，可在医生指导下改用甲氨蝶呤针剂，每周肌内注射1次（5～15毫克）。

（4）禁止饮酒：乙醇（酒精）会增加甲氨蝶呤诱发肝脏损害的风险，因此服用甲氨蝶呤的患者禁止饮酒。

（5）合并用药遵医嘱：研究表明，磺胺类药物可能会引起甲氨蝶呤血清浓度增高而导致毒性反应出现；氨苯蝶啶、乙胺嘧啶等药物均有抗叶酸作用，如与甲氨蝶呤同用，可增加其副作用。服用甲氨蝶呤期间，如需服用其他药物应咨询医生，以避免不良反应发生。

（6）适当避孕、禁止哺乳：甲氨蝶呤可能导致胎儿畸形，女性患者需要停药3个月以上才可怀孕。此外，乳母不要服用甲氨蝶呤，因为它会通过乳汁进入婴儿体内。

特 别 提 醒

对于大多数类风湿关节炎患者而言，甲氨蝶呤虽然有许多不良反应，但只要使用规范，其好处远多于坏处。根据我们的使用经验，对绝大多数患者来说，甲氨蝶呤是安全有效的。

（戴生明）

25. 止痛药又不能治病，为什么要服

在发生类风湿关节炎时，因为关节里面有炎症，必然会出现关节疼痛，有部分患者认为"这点痛我扛得住"而拒绝服用消炎止痛药，这种观点是片面而错误的。

其实这类药物不仅有止痛作用还有抗炎作用，有助于关节消肿，对血沉和C反应蛋白等也有降低作用，因此在医学上我们称这类药物为"非甾体消炎药"，以区别于甾体消炎药即糖皮质激素（大家俗称为"激素"）。而且单纯就止痛而言，对治疗也是非常有帮助的，因为缓解关节疼痛有助于患者进行关节锻炼从而保护关节功能。

（戴生明）

26. 不想服用"激素"可以吗

这里提到的"激素"准确而言是指糖皮质激素，如泼尼松（强的松）、地塞米松。一部分患者过分担心其副作用，另一部分患者则害怕"上瘾"。

在20世纪80年代以前，确实因为滥用泼尼松导致患者发生许多"得不偿失"的不良反应。但许多证据表明小剂量激素（如每日服用泼尼松不超过2片）长期应用是"百利一弊"，即有利于快速控制关节炎症、防止关节变形，而无严重副作用。

因此，对于一些关节症状严重，服用非甾体消炎药仍不能缓解症状，或伴有明显全身症状或内脏器官受累时，仍需要采用"激素"治疗，待病情得到有效控制后，再一点一点地缓慢减少泼尼松的用量，而不会"上瘾"。患者不必"望激素而生畏"。

特别提醒

国内有许多患者因为在思想认识上存在误区，没有接受积极的、正规的治疗，最后发生关节畸形，令人非常痛心。

治疗药物虽有毒副作用，但概率小，若将其风险与治疗获益相比，这是值得的，就如我们不能"因噎废食"是同样道理。而且通过及时复诊，医生可以在早期发现药物副作用，采取适当措施而避免不良后果的发生。

（戴生明）

27. 类风湿关节炎能治断根吗

经过规范、系统的治疗，约 10% 的类风湿关节炎患者可以完全治愈（即断根），60%～70% 的患者坚持服用 1～3 种抗风湿药物可以达到临床缓解，另有 20% 以上的患者在联合使用 2～4 种药物也只能达到低疾病活动度（即遗留 1～2 个关节肿胀，或多个关节轻微疼痛）。因多数患者属于后两种情况，在病情达到很低的疾病活动度或疾病缓解（可以简单理解为临床治愈）时，医生开始逐渐减少联合药物的品种，一般先减激素和消炎止痛药，最后以 1～2 种慢作用抗风湿药物维持治疗，对于绝大多数患者不能停用全部药物。如果停用全部药物，原来已达到疾病缓解的患者在 6 个月内绝大多数会复发。尤其那些类风湿因子（RF）滴度特别高或抗环瓜氨酸肽（CCP）抗体滴度特别高的患者，需要终身至少服用一种"慢作用抗风湿药物"。

绝大多数慢性病患者对医学总是抱有非常高的期望值，希望服用一段时间药物后，疾病会"断根"。事实上，医学不可能违背自然规律，根本不可能战胜"生老病死"的自然法则。因此，理性的医学目标是——"最大限度地减轻患者的痛苦"和"最大限度地改善患者的生活质量"。现代医学的发展，只是把"最大限度"进行提升，而不可能把类风湿关节炎这类慢性病完全治断根。

特别提醒

类风湿关节炎是慢性病，绝大多数患者不可能"治断根"，在接受规范治疗、病情达到临床缓解后，在医生指导下可以减少药物的种类和剂量，但不能停用全部药物，否则病情会复发。

（戴生明）

28. 治疗类风湿关节炎的药物需要吃多长时间可以停药

这是许许多多类风湿关节炎患者最爱问的问题。在患者的关节肿胀、疼痛消失后，在医生指导下可以逐渐停用"消炎止痛药"和"激素"。在病情达到临床缓解 1～2 年后，也可以停用生物制剂，但不能停用所有"慢作用抗风湿药物"。

（1）慢作用抗风湿药物：防止关节畸形发生。目前，临床上治疗类风湿关节炎的"治本药"，因为可以延缓关节结构的破坏（即防止关节畸形的发生），故被称作"改变病情抗风湿药"，它们又可分为两类：①传统的化学药物，例如甲氨蝶呤、来氟米特、柳氮磺吡啶、羟氯喹等，这类药物往往需要服用 1～3 个月才能起效，因此又被称作"慢作用抗风湿药物"。②生物制剂，例如依那西普（益赛普）、英利西单抗（类克）、阿达木单抗（修美乐）等，这类药物起效快、作用强，但价格昂贵。

慢作用抗风湿药发挥作用慢，但在类风湿关节炎的药物治疗中具有核心地位。遗憾的是，不少患者认为慢作用药物有胃肠道不适、血白细胞减少，甚至肝功能一过性损害、皮疹等不良反应，服药时有很多顾虑。其实，患者在医生指导下规范用药，在用药过程中密切监测血尿常规、肝肾功能等相关指标，一般不会产生严重不良反应。即使服药期间发现异常，立即调整，并进行升白细胞、保肝治疗，多数患者在调整药物后，指标能在短期内恢复正常。

（2）坚持服药：可避免复发。在实际工作中，医生一般会根据患者病情的轻重、既往用药情况以及患者的治疗目标与喜好，在刚开始治疗时联合应用 1 种消炎止痛药加 1～3 种慢作用抗风湿药物，甚至加用激素或生物制剂，经过 6～12 个月的治疗，类风湿关节炎患者的病情将得到改善。

经过 20 多年的发展，尤其是生物制剂的问世，使得绝大多数患者可以达到低疾病活动度，甚至 30％ 左右的患者可以达到疾病缓解（可以简单理解为临床治愈）。当病情达到很低的疾病活动度，或疾病缓解时，医生开始逐渐减少联合药物的品种，一般先减激素和消炎止痛药，最后以 1～2 种慢作用抗风湿药维持治疗。

特别提醒

患者在病情达到很低的疾病活动度，或疾病缓解时，自行停用所有慢作用抗风湿药，这是错误的。对于大多数患者，尤其是类风湿因子滴度特别高，或抗环瓜氨酸肽抗体滴度特别高的患者，不能停用全部药物。否则在 6 个月内绝大多数会复发。绝大多数患者需要终身、至少服用一种慢作用抗风湿药。

（戴生明）

成｜人｜斯｜蒂｜尔｜病

29. 什么是成人斯蒂尔病

　　成人斯蒂尔病是一种自身炎症性疾病，其临床特征有高热、皮疹、白细胞增多、关节炎和/或关节痛，并伴有肝、脾、淋巴结肿大等。病情、病程呈多样性，虽有自限倾向，但多数反复发作，预后也多不同，部分由于继发感染，激素不良反应、肝功能损害、噬血细胞综合征等原因，预后较差，甚至危及生命。成人斯蒂尔病因其临床酷似败血症或感染导致的变态反应，故我们以前常称之为"变应性亚败血症"，该称呼现已为国内外所废用，统一称为成人斯蒂尔病，是来自英语的翻译——adult-onset Still disease，缩写为 AOSD。

　　发热几乎见于所有患者，且常为首发症状。体温超过 39 ℃，且 80％患者不用退热药数小时后或第 2 日早晨体温即可降至正常。热程可持续数日或数年，反复发作。但尽管患者长期发热，全身情况仍良好，无明显中毒症状。

　　皮疹见于 85％以上患者，表现为弥漫性充血性红色斑丘疹，多见于躯干、颈部及四肢近端，呈一过性，消退后不留痕迹。皮疹多随发热时出现，热退后消失。部分患者在搔抓、摩擦等机械性刺激后皮疹加重或表现明显。

　　患者几乎都有关节痛，关节症状和体征往往随体温下降而缓解。大多数患者热退后不遗留关节畸形，少数持续性关节炎患者数年后出现关节强直。

　　咽痛见于半数以上的患者，常在疾病早期出现，有时存在于整个病程中。发热时咽痛出现或加重，热退后缓解。咽部检查可见咽部充血，咽后壁淋巴滤泡增生，扁桃体肿大，咽拭子培养阴性，抗生素治疗无效。

　　其他少见的临床表现包括腹痛、胸膜炎、肺炎、心包炎、心肌炎、非化脓性脑膜炎、癫痫、淀粉样变、急性肝功能衰竭、弥散性血管内凝血、噬血细胞综合征等。

（杨程德）

── 专家简介 ──

杨程德

杨程德，教授，主任医师，博士生导师，上海交通大学医学院附属瑞金医院风

湿科主任。

　　中华医学会风湿病学分会常委，中国医师协会风湿免疫科医师分会常委，上海市医学会风湿病专科分会主任委员，海峡两岸医药卫生交流协会风湿免疫病学专业委员会副主任委员。

　　自 1988 年以来，一直从事系统性红斑狼疮、抗磷脂综合征和成人斯蒂尔病的诊断和治疗研究。

30. 斯蒂尔病的病因是什么

　　本病的病因和发病机制未明，一般认为与感染、遗传和免疫异常有关。

　　由于本病的临床征象类似于感染性疾病，因而推测其病因可能是由于易感个体对致病微生物（如细菌或病毒感染）超抗原的全身性免疫炎症反应，从而引起发热、一过性皮疹、关节痛、外周血白细胞增高等一系列炎症性临床表现。

　　据报告成人斯蒂尔病与人类白细胞抗原Ⅰ类抗原和Ⅱ类抗原有关，提示本病与遗传有关。日本的一项研究也提示了白介素-18（IL-18）基因多态性与斯蒂尔病有关。

　　在斯蒂尔病发生发展过程中，天然免疫介导的炎症和巨噬细胞的过度活化被认为是最为重要的致病因素。天然免疫是人体与生俱来的抵御微生物或者外来异物侵袭、清除肿瘤细胞的能力。天然免疫是由皮肤屏障、巨噬细胞以及细胞因子等组成。但是当各种原因导致天然免疫功能过度活化，表达大量的 IL-1、IL-18、IL-6 及 TNF-α 等炎症因子，形成所谓"炎症因子瀑布（cascade）"，对自身细胞产生攻击，即导致一系列临床表现。

（杨程德）

31. 患斯蒂尔病为什么需要全身检查

　　斯蒂尔病最突出表现是 90% 以上的患者外周血白细胞总数增高。在无胃肠道失血的情况下出现持续性和进行性贫血，个别患者表现为溶血性贫血。贫血常和疾病活动有关。半数以上的患者血小板计数高达 300×10^9/升以上，疾病稳定后恢复正常。

　　血沉明显增快。C 反应蛋白轻或中度升高。少数患者出现低滴度抗核抗体，类风湿因子的阳性往往提示患者可能发展为类风湿关节炎。免疫球蛋白和球蛋白可以升高,血清谷丙转氨酶、直接胆红素和间接胆红素均可升高,白蛋白降低,球蛋白升高,甚至血氨升高。在合并肌炎时肌酸激酶和乳酸脱氢酶等升高。

值得提出的是血清铁蛋白在疾病活动期明显升高,可超过正常水平 10 倍以上。并与疾病活动相平行,可作为本病诊断的支持点,并可作为观察疾病活动和监测治疗效果的指标。

由于斯蒂尔病目前尚无特异的病理学和实验室诊断指标,只能根据有无典型的临床症状来做出诊断。目前国内外广泛应用的诊断标准为日本斯蒂尔病委员会诊断标准(1992 年制订)。所以诊断时需排除以下疾病:①感染性疾病(尤其是败血症和传染性单核细胞增多症);②恶性肿瘤(尤其是恶性淋巴瘤和白血病);③其他风湿性疾病(尤其是多动脉炎和伴发关节外征象的风湿性血管炎)。为排除以上疾病,我们需要进行全面的检查,包括骨髓穿刺、血培养、病毒学血清检测、结核杆菌感染筛选、肿瘤标志物,甚至 PET－CT 检查。

(杨程德)

32. 斯蒂尔病如何治疗

急性发热炎症期可首先使用非甾体消炎药(如双氯芬酸钠、美洛昔康等),病情缓解后应继续使用 1～3 个月,再逐渐减量。定期复查肝肾功能及血常规,注意不良反应。成人斯蒂尔病患者约有 1/4 经合理使用非甾体消炎药可以控制症状,使病情缓解,通常这类患者预后良好。

糖皮质激素是治疗本病的主要药物,多数需较大剂量[泼尼松 0.5～2 毫克/(千克·日)],待症状消失及实验室指标正常 1 个月后再开始缓慢减少剂量,最后用最小有效剂量维持一段较长的时间。对于危及生命的重症斯蒂尔病可予甲泼尼龙冲击治疗。长期服用激素者应注意感染、骨质疏松等并发症。及时补充防治骨质疏松的相关药物,如抑制破骨细胞的二磷酸盐、活性维生素 D 和钙剂等。激素不能突然停药,必须逐步减量。宜放在早晨顿服。

为了增强疗效,减少糖皮质激素用量和不良反应,可联合使用改善病情抗风湿药,包括甲氨蝶呤、来氟米特、羟氯喹、环磷酰胺。

以缓解慢性关节炎为特点的患者,应尽早使用甲氨蝶呤或来氟米特等改善病情抗风湿药。

用药过程中,应密切观察所用药物的不良反应,如定期观察血象、血沉、肝肾功能。还可定期观察铁蛋白,如临床症状和体征消失,血象正常、血沉正常,铁蛋白降至正常水平,则提示病情缓解。病情缓解后首先要将激素减量,但为继续控制病情防止复发,病情改善抗风湿药应继续应用较长时间,剂量可酌减。

（杨程德）

33. 斯蒂尔病需要治疗多久

斯蒂尔病患者的病情、病程呈多样性,少部分患者一次发作缓解后不再发作,有自限倾向,而多数患者缓解后易反复发作。目前尚无根治方法,但如能及早诊断、合理治疗,可以控制发作,防止复发。有研究显示,激素联合免疫抑制剂(改善病情抗风湿药)是治疗斯蒂尔病的最有效药物,且激素使用时起始剂量要足,大部分患者(约70%)可以在4周后缓解。联合治疗组的复发率明显低于单用激素组。症状缓解后,不能突然停药,需在专业医生指导下,根据临床表现及实验室检查综合判断,对药物进行适当减量调整,逐渐减少到最小剂量维持。

需要强调的是,斯蒂尔病是一种排除性诊断的疾病,至今仍无特定的统一诊断标准。即使在确诊后,仍要在治疗、随访过程中随时调整药物,以改善预后。需长期观察随访,注意是否会转化为诸如淋巴瘤等血液系统肿瘤、其他风湿性疾病、合并感染等。

（杨程德）

34. 斯蒂尔病会危及生命吗

大部分斯蒂尔病预后良好,但存在部分重症斯蒂尔病患者,死亡率达10%。导致死亡的主要原因是感染,其次为斯蒂尔病的严重并发症,如噬血细胞综合征(MAS)、弥散性血管内凝血(DIC)、严重的心肺受累、中枢及外周神经的病变和多脏器功能衰竭等。

由于斯蒂尔病的治疗过程中需要使用激素和免疫抑制剂,不可避免地抑制了机体抗击外来病原体的功能,导致患者容易继发各种感染,如肺炎、颅内感染,重症感染可导致感染性休克、败血症,从而危及生命。

严重并发症中以噬血细胞综合征和肝功能衰竭较为常见。重症斯蒂尔病患者由于巨噬细胞活化并分泌大量炎症细胞因子,导致噬血细胞综合征,它是一种进行性加重的多系统受累伴免疫功能紊乱的巨噬细胞增生性疾病。其发展迅速,不易控制,致死率极高。斯蒂尔病患者一旦出现血细胞突然下降,体温正常后再发，要警惕噬血细胞综合征的出现。

研究显示，对于激素控制不佳或激素减量过程中出现病情反弹加重的情况，提示预后不良，要尽早进行干预，需大剂量甲泼尼龙冲击治疗、血浆置换、生物制剂治疗。

（杨程德）

35. 斯蒂尔病患者可以生育吗

斯蒂尔病的患者在病情完全稳定的前提下，完全可以进行生育。妊娠不良事件少见，少数出现先兆子痫、自发性流产、早产和宫内胎儿生长迟缓。

综合国内外报道，对女性患者来说，在怀孕期间，疾病稳定和复发皆有可能。所以，在怀孕期间，坚持服用药物，是保证顺利分娩的重要因素。孕妇和胎儿均可较好地耐受激素治疗，无明显不良反应发生，美国食品药品监督管理局（FDA）妊娠药物分类中激素属于 C 类药，整个妊娠期均可使用。哺乳期也可以使用激素，但建议于用药 4 小时后再哺乳，以减少婴儿对药物的摄取。

羟氯喹、环孢素 A 在整个妊娠期也都能使用，但环孢素 A 为避免对婴儿产生免疫抑制，哺乳期禁止服用。甲氨蝶呤和来氟米特有明确的致畸作用，妊娠期间禁用。

无论男性或女性患者，甲氨蝶呤在妊娠前需停用至少 3 个月，来氟米特需停用 2 年。

非甾体消炎药，如双氯芬酸、布洛芬、吲哚美辛等，在妊娠早期前可使用，孕 30 周后，应避免使用。

生物制剂在妊娠期和哺乳期用药经验不足，其有效性及安全性还有待证实，故不推荐在妊娠期和哺乳期使用。有少量研究发现妊娠期使用肿瘤坏死因子拮抗剂（依那西普、英夫利昔单抗、阿达木单抗）无严重不良后果，仅部分指南中推荐选择性使用。国外有个别报道使用阿那白滞素（IL－1 受体拮抗剂）成功治疗妊娠期间重症斯蒂尔患者的病例。

每月静脉注射免疫球蛋白对控制怀孕期间斯蒂尔病有积极的作用。

（杨程德）

36. 斯蒂尔病患者应该如何管理饮食

饮食要定时、定量，食物的软、硬、冷、热均要适宜。不可因担心体质虚弱、营养不够而暴饮暴食,增加脾胃负担,伤及消化功能。

在使用激素的过程中,会出现血糖偏高,患者饮食中需限制主食(米饭、馒头等)、甜食及零食,以含糖少、纤维素较高的食物为宜,并自我监测血糖及做饮食记录。低盐(钠盐小于 3 克/日)、低脂饮食,尤其是控制动物脂肪摄入,减少辛辣食品摄入。补充优质蛋白质,如牛乳、鸡蛋、瘦肉、鱼等。多食蔬菜、水果可以满足人体对维生素、微量元素和纤维素的需求,同时具有改善新陈代谢的功能。补充钙质,防止糖皮质激素造成的骨质疏松。

注意避免进食羊肉、狗肉、马肉、鹿肉、驴肉。这类肉食品性温热。临床上发现个别患者吃了这些肉类病情加重,造成不良后果。

注意戒烟、戒酒,香烟中的尼古丁等有害成分能刺激血管壁而加重炎症。

有的保健品对斯蒂尔病患者非但无益,反而有害。如人参、西洋参、绞股蓝及复方制剂,因含人参皂苷,既能提高人体的细胞免疫功能,又能提高人体的体液免疫,这对非斯蒂尔病患者确实有强身健体、延年益寿的功效,但对斯蒂尔病患者,由于这类保健品激活了免疫细胞,使炎症因子产生过多,可加重或诱发斯蒂尔病。

(杨程德)

37. 类风湿关节炎和斯蒂尔病如何区分

首先,类风湿关节炎和成人斯蒂尔病皆属于风湿免疫性疾病。

类风湿关节炎是一种以侵蚀性关节炎为主要表现的全身性自身免疫病。表现为对称性、持续性多关节炎,最终发展为关节畸形和功能丧失。血清中可出现类风湿因子和抗环瓜氨酸抗体等多种自身抗体。

在斯蒂尔病中,有部分患者起病时以关节疼痛为表现,多累及膝、踝、腕等关节,呈慢性持续性活动的类型,最终表现为慢性关节炎,出现软骨和骨质破坏,酷似类风湿关节炎。此型患者存在周期发作与缓解交替过程。高热、皮疹、关节痛和白细胞增高,类风湿因子和抗核抗体阴性,并排除其他原因如感染、肿瘤等原因引起发热后才能诊断成人斯蒂尔病。对于这类患者在治疗过程中要密切随访相关自身抗体,有少部分患者或转变成其他风湿免疫性疾病。

两者在治疗原则上相似,都以控制自身炎症为目的。但在斯蒂尔病治疗中,糖皮质激素为主要治疗药物,而类风湿关节炎则相反。而在免疫抑制剂的选择上,以慢性关节炎为主要表现的斯蒂尔病患者,要尽早加用甲氨蝶呤或来氟米特，这两种药也在类风湿关节炎患者中广泛使用。

（杨程德）

38. 斯蒂尔病只能用激素治疗吗

部分难治性斯蒂尔病患者存在激素减量困难，或者因存在其他慢性疾病无法使用激素，对于这类患者，我们可以选用生物制剂。生物制剂是难治、复发、重症和高度活动的斯蒂尔病的治疗新途径。

斯蒂尔病主要是由过多的炎症细胞因子导致，生物制剂是针对特定致病性细胞因子的拮抗剂，能靶向性地阻断疾病的发生和发展。与传统的小分子化合物类药物不同，生物制剂是通过生物工程方法制备的生物大分子物质。近 10 年来，生物制剂在风湿病治疗中取得了重大突破，在风湿病治疗领域中具有里程碑的意义。生物制剂具有起效快、不良反应轻的特点。现在临床上使用的主要有英利西单抗（第 0、2、6 周，静脉给药）、依那西普（每周 2 次，皮下给药）、阿达木单抗（2 周 1 次，皮下给药）、白介素-6 受体单抗（每月 1 次，静脉给药）。

生物制剂的不良反应相对较轻，但其容易造成条件致病菌感染，如结核分枝杆菌、真菌感染。乙型肝炎病毒携带者在使用后，也容易造成病毒的复制。所以在使用生物制剂之前，需要对结核分枝杆菌、乙型肝炎病毒等感染进行筛选排查。

另外，对于病情严重者，也可给予大剂量丙种球蛋白静脉注射。

（杨程德）

系｜统｜性｜红｜斑｜狼｜疮｜

39. 红斑狼疮的基本病变是什么

红斑狼疮的基本病变主要是免疫复合物引起的血管炎。拿肾脏举一例子，人的肾脏实际是一个血管网，肾小球是一个血管团，起着过滤血液的作用，最后形成尿液排出体外。肾脏的病变，就是一个血管炎的病变，所以在红斑狼疮患者中，有 50% 以上的患者出现肾脏病表现。

在显微镜下，我们可以看到肾脏有大量的炎症细胞和渗出物。在电子显微镜下，我们可以看到毛细血管壁有免疫复合物的沉积。这些都是一个肾脏发炎的表现，当然不是细菌感染引起的炎症，而是由于自身免疫反应引起的无细菌的发炎，这个炎症导致了组织的损伤和破坏。

由于人体的大、小血管作为输送营养和排出废物的交通支布满了全身，所以免疫复合物也可以随血流到达全身各处引起病变，故红斑狼疮的临床表现是一个全身性的、多样化的表现，但无论是心、肝、肾、肺或是大脑、关节和皮肤，它的基本病变是一致的，那就是免疫复合物引起的血管炎。治疗也就是针对这一免疫复合物所造成的免疫性炎症，用激素和免疫抑制剂来阻止它的形成和破坏组织。有时，症状控制了，但免疫反应并未静止，因此有复发的危险，此时就要用小剂量的药物来控制和维持，防止疾病的复发，一些患者自行加药和停药是很危险的，一定要请有经验的医生来定夺。了解了这些，就能很好地配合医生来治疗，尽快地把自己的病情控制住。

（江尧湖）

—— 专家简介 ——

江尧湖

江尧湖，副主任医师，上海交通大学医学院附属仁济医院资深风湿科医师。

长期工作于内科风湿病临床一线，致力于风湿病理诊断和慢性病管理，经验丰富。

1998 年编撰的名医谈百病系列之《红斑狼疮》已成为经典的科普著作。

40. 红斑狼疮初发时一般有什么表现

红斑狼疮初发表现形形色色，每个患者的病情差异也很大。有的皮肤病变较突出，而内脏受累较轻；有的血清学指标多项阳性，而临床症状较轻；有的患者一开始就累及多个脏器，病情较凶险。由于它的复杂多变性，所以一开始发病往往被误诊为肾炎、心包炎、精神病、原发性血小板减少性紫癜或关节炎等，所以对红斑狼疮的初发表现的认识很重要。

常见的表现有，一个育龄期女性出现不明原因的发热、使用抗生素治疗无效、脱发（一次多达 100 根以上）、关节疼痛、关节肿胀、面部红斑、光敏感、反复口腔溃疡等；也有初发表现为颜面、双下肢浮肿，泡沫尿（蛋白尿），或腹痛、腹泻、呕吐、便血等；个别患者甚至初发表现就是精神症状，如头晕、癫痫、意识障碍、精神错乱等；有的表现为月经紊乱、习惯性流产，在妊娠时检查出蛋白尿而误诊为妊娠高血压综合征。

这些都可能是红斑狼疮的初发表现，要引起注意。另外，红斑狼疮可发生于各个年龄的男女，这点也很重要，应引起临床的注意。

（江尧湖）

41. 红斑狼疮是如何影响胃肠道的

25％～50％的红斑狼疮患者在病程中有胃肠道症状的出现，据国内报道，在 137 例红斑狼疮患者中，伴有胃肠道病变的占 42％，常可以作为首发临床表现而出现，也可在发病 10 年以后出现。它的主要发病原因是胃肠道的血管炎引起，有的则是长期用药后的副作用，小孩较成人多见。

如果是影响上消化道的（口腔、食管、胃、十二指肠），患者可出现腹胀、腹痛、恶心、呕吐和大便隐血，而影响下消化道的（空肠、回肠、大肠、肛门），则可有腹泻、腹痛和便血，严重的吸收不良导致消瘦。值得注意的是，个别患者由于肠系膜血管炎，使支配肠运动功能的自主神经正常活动受阻，出现了肠的正常蠕动减慢，患者可表现为排便困难，严重的则可导致麻痹性肠梗阻、肠穿孔和腹膜炎而危及患者的生命。尽管如此，95％的患者所出现的胃肠道症状是比较轻的，经过适当的处理，这些症状完全可以缓解，主要是用药物治疗，如激素等。而患者则要注意不要暴饮暴食，要少量多次进食，饭后可散步片刻，促进胃肠道活动，不要吃辛、酸、辣等刺激胃肠道的食物，更不能吸烟和饮酒，这些都会加重胃肠道的负担、使病情加重。

（江尧湖）

42. 如何看待红斑狼疮的实验室检查结果

实验室检查对红斑狼疮的诊断十分重要，有时甚至是关键的。此外，有的指标对指导治疗、判定预后也很重要。我国自 20 世纪 80 年代以来，红斑狼疮的实验室诊断技术飞速发展，大大提高了红斑狼疮早期诊断的水平，使一大批红斑狼疮患者能得以及时治疗，提高了患者的生存率，现在 10 年生存率已达到 84％。

对于实验室检查，不但临床医生应熟知有关检查的意义，同时患者和患者家属对它们也应有所了解，以便对自己的病情有较为全面的了解，与医生更好地配合。

但是，实验室检查不过是诊断和了解病情的一个方面，不能单凭实验室的数据来说明病情，要根据患者的病史、症状和体征，配合实验室检查，才能做出最后判断。

此外，临床化验的"正常值"一般是代表 90％ 左右的人，有 10％ 的人化验结果与大部分人差别较大，存在个体化的问题，在临床判断中，化验结果只能作为综合分析的科学根据之一，而不能单凭化验做出结论。

有人说类风湿因子阳性就是类风湿关节炎，抗核抗体阳性就是红斑狼疮。其实不然，如类风湿因子在红斑狼疮患者中也可阳性，一些正常的老年人有时血液中也可测到低滴度的抗核抗体。因此不能单纯依赖化验结果来判断疾病，患者也不要因为化验结果阳性而忧心忡忡，总之要倾听专家的意见。

对于一些提示病情进展情况或药物副作用的化验则需要定期检查。

（江尧湖）

43. 血沉增高是红斑狼疮活动的标志吗

由于血沉的检测方法比较方便，所以是红斑狼疮患者检测的最常用的方法之一。那么是不是血沉增高就能代表病情活动呢？这要视具体情况而定，在排除了感染、正常的月经变化、一些理化因素等情况下，红斑狼疮患者的血沉增高可以说是病情在活动，如关节炎、皮疹、内脏病变等，都可造成血沉增高。在病情得到了控制后，血沉可以逐渐恢复正常。如果一个患者血沉长期稳定在正常范围内，激素用量很小，我们可以说她病情已得到了控制。但血沉正常不一定代表病情稳定，还要看临床症状、补体水平等实验室检查和激素用量，临床上采用SLEDAI 评分。如果想生育的女性患者，血沉稳定 1 年以上，并且临床上也没有出现病情变化的现象，我们可以考虑让她怀孕、生育，而且相对来说比较安全。

（江尧湖）

44. 如何使用糖皮质激素治疗红斑狼疮

激素是治疗红斑狼疮最有效的药，但是在长期的应用过程中，也有一个逐步摸索和总结的过程。过去强调用大剂量激素治疗红斑狼疮，挽救了大批患者的生命。但是也要看到，在长期的应用过程中，激素的副作用逐渐显露，如胃出血、股骨头坏死、骨质疏松、继发感染、肥胖等。这引起医学家们的思索，究竟激素的剂量要用多大，既能控制病情，又能减少副作用？ 通过长期的临床实践，大部分医生认识到，过去激素应用的剂量是过头了，以至于在疾病控制住了的同时副作用也出来了。目前临床上应用激素强调以下几个原则。

（1）在危及生命的活动期，如中枢性狼疮、血小板减少、急进性肾炎、严重贫血等，激素的剂量要大，以挽救生命为主。

（2）在病情稳定阶段，激素的剂量宜小，一般应用泼尼松每日 5～10 毫克，甚至更少。

（3）强调激素和其他免疫抑制剂联合应用，形成小剂量的鸡尾酒形式，这样既控制了疾病，又减少了副作用。

激素的应用是一门艺术，对于长期患病的红斑狼疮患者来说，也应该熟悉和了解，切忌自己随意加减激素用量，带来不必要的副作用或引起病情加重带来痛苦。

（江尧湖）

45. 红斑狼疮患者应如何自我保健

红斑狼疮患者应该加强自身护理保健，这对疾病的预后也有着很关键的作用。

应使患者保持乐观的态度和良好的心情，帮助她们树立战胜疾病的信心。对轻症的患者要合理安排饮食起居,如多食高蛋白质、富营养的食物,除芹菜、菌类等食物能激发细胞免疫诱发疾病活动外,无需对鸡、鸭、肉、海鲜等忌口,注意休息,夜间睡足 8 小时以上,午后小憩 1 小时左右。有光过敏患者出门应避免日晒。

对红斑狼疮有不同表现者可根据情况进行相应的护理。

（1）面部红斑：应保持面部清洁,经常用清水洗脸,用 30 ℃ 左右的温水湿敷红斑处。忌用碱性肥皂、劣质化妆品等。

（2）口、鼻黏膜溃疡：保持口腔卫生,饭后清洁口腔,用软牙刷刷牙,局部用碘甘油等涂抹。

（3）脱发：用温水洗头,边洗边按摩头皮。

（4）长期卧床：应注意防止发生褥疮,多翻身,局部保持清洁,拍背以利痰液咳出,注意大小便的变化。

（5）注意药物的副作用：如大便发黑、皮肤痤疮、髋关节痛、视线模糊等,应及时向负责医生反映,采取措施。

总之,良好的护理对红斑狼疮的病情发展和恢复是非常重要的,有时甚至可以起到药力所不能达到的效用。

（江尧湖）

46. 患红斑狼疮是人体免疫力低下引起的吗

门诊经常碰到一些患者要求医生开一些增加机体免疫力的药,希望对红斑狼疮的治疗有好处。其实这一观点是错误的。通俗地讲,人体免疫力就是抵抗疾病的能力。如果人的免疫力低下了,就会感染各种疾病,如感冒、肺炎等,如果人的细胞免疫力极度缺陷,就意味着有可能是艾滋病。而患了红斑狼疮,人体内的免疫球蛋白,特别是免疫球蛋白 G 会明显升高,说明了人的免疫功能是亢进的,而这个亢进是异常的,并非好事,是由于人的免疫功能调节紊乱、异常而引起的。所以,红斑狼疮是一种免疫功能调节紊乱,导致免疫功能异常亢进的疾病,并不是免疫力低下引起。

更何况,目前市售能增加免疫力的药寥寥无几,什么"增强免疫功能",什么"使免疫功能双向调节"的药品、保健品广告,多是商业性用语,对红斑狼疮的治疗是否有帮助,大多没有做过这方面的研究,所以医生是持怀疑的态度。对一些病程较长的患者,购买这类药时要慎重。

（顾越英）

—— 专家简介 ——

顾越英

顾越英,博士生导师,上海交通大学医学院附属仁济医院风湿科行政主任(1998—2002)。

曾任中华医学会风湿病学分会副主任委员、上海市医学会风湿病专科分会副主任委员、《中华风湿病学杂志》副主编、上海市风湿病学研究所副所长,主编第一、二版国家高等院校七、八年制研究生教材《内科学·风湿病篇》。

47. 红斑狼疮的治疗原则是什么

红斑狼疮是一种复杂的疾病,需要医生和患者、患者家属共同了解其治疗原则,互相配合才能把疾病控制住,并达到长期生存,提高生活质量的治疗目标。

(1) 辨别疾病的严重程度,进行分层治疗:一般而言,关节炎、口腔溃疡、皮疹或胸膜炎属于轻的临床表现,弥漫性肾炎、中枢神经系统累及、溶血性贫血及血小板减少是疾病严重的表现。因此,轻型和重型治疗的方案是不同的。

(2) 个体化治疗:每一个患者对药物的治疗反应都不同,所以治疗方案和药物的剂量必须个体化,治疗了一个阶段以后,把药物控制在合适的剂量,以防疾病复发。

(3) 注重风险/效果比率:每次用药都要评估所选药物和剂量对患者的风险/效果比率,许多药物既有疗效,又有副作用,因此在治疗过程中,必须在控制病情活动和药物毒性作用之间寻求最适合个体的药物和剂量。

(4) 长期规律随访:不论病情控制与否,都要做长期随访,按病情每隔1～12个月全面检查1次,病情长期缓解者可试减停药。

(5) 定期复查抗核抗体:各种抗核抗体,包括抗 RNP、抗 Sm、抗 SSA 等抗体是诊断疾病的重要标志,而非考核疗效的指标。这点很重要,医生和患者都要记住。如仅有抗核抗体阳性而无临床表现,一般不需要治疗,但是对具有高滴度的抗双链 DNA 抗体的患者,应警惕疾病活动性,特别是狼疮性肾炎。

(6) 光过敏者需防紫外线:红斑狼疮有光过敏的仅占 40%,不是所有的患者都要避免太阳晒,只有一些皮疹较严重或者有光过敏病史的患者要注意这个问题,在晴天出门最好撑把伞,避免太阳光的直接照射。

长期生存,提高生活质量是红斑狼疮的治疗目标。对患者要给予精神支持,在治疗开始阶段，休息十分重要；当药物已能充分控制症状时，应鼓励患者活动，参加适当的工作。病情经长期控制或缓解后，可以考虑婚姻和生育。

（鲍春德）

48. 如何诊断红斑狼疮

从 20 世纪 60 年代开始，医生们就一直寻找一个对红斑狼疮的诊断敏感、特异，而且能反映红斑狼疮病情的诊断标准。经过了大量的临床分析和回归统计研究，美国风湿病学会于 1982 年提出的系统性红斑狼疮的分类标准，得到了全世界的认可，临床上作为系统性红斑狼疮的诊断标准看待。1997 年、2009 年该诊断标准已做了两次更新，增强了对红斑狼疮的诊断特异性。

● SLICC ACR 2009 年分类标准

临床标准	
1. 急性或亚急性皮肤狼疮	8. 神经系统：癫痫发作精神病，多发性单神经炎，脊髓炎外周或脑神经病变，脑炎（急性神经混乱状态）
2. 慢性皮肤狼疮	
3. 口腔或鼻溃疡	
4. 不留瘢痕的脱发	9. 溶血性贫血
5. 炎症性滑膜炎，医生观察到的两个或两个以上关节肿胀或伴晨僵的关节触痛	10. 白细胞减少（至少一次 $< 4 \times 10^9$/升）或淋巴细胞减少（至少一次 $< 1 \times 10^9$/升）
6. 浆膜炎	11. 至少一次血小板减少 $< 100 \times 10^9$/升
7. 肾脏：用尿蛋白/肌酐比值（或 24 小时蛋白尿）计算，至少 500 毫克尿蛋白/24 小时，或有红细胞管型	

● SLICC ACR 2009 年分类标准（续表）

免疫学标准	
1. ANA 高于实验室参考范围	③ 抗心磷脂抗体-至少 2 倍正常或中高滴度
2. 抗 dsDNA 抗体高于实验室参考范围（ELISA 法检测需两次高于实验室参考范围）	④ 抗 β_2 糖蛋白 I（β_2 GP I）阳性
3. 抗 Sm 抗体阳性	5. 低补体
	① 低 C3
	② 低 C4
4. 抗磷脂抗体	③ 低 CH_{50}
① 狼疮抗凝物阳性	6. 在无溶血性贫血者，直接 Coombs 试验阳性
② 梅毒血清学试验假阳性	

诊断要求：有活检证实的狼疮性肾炎，伴有 ANA 阳性或抗 dsDNA 阳性；患者满足分类标准中的 4 条，其中包括至少 1 条临床标准和 1 条免疫学标准。

（沈　南）

49.　老年人有没有红斑狼疮

红斑狼疮一般多见于年轻女性，因而往往忽略了老年人也会患红斑狼疮。其实老年人红斑狼疮经常发生，约占整个红斑狼疮发病率的 10％，而且有其自身的特点，必须引起重视。所谓老年性红斑狼疮一般是指 50 岁以上的患者，和中、青年红斑狼疮一样，以女性居多。

老年人由于内分泌、免疫功能的逐渐衰退，所以对疾病的反应较慢，起病较隐袭，一般不会像青年人那样有典型的蝶形红斑等出现，往往是非典型的皮疹、关节炎、肌炎、乏力等症状首先出现，有时要经过几年以后才能确诊。国外报道，老年红斑狼疮从发病到确诊平均约为 36 个月。因此，老年人有一些原因不明的症状出现，要长期随访，警惕有无红斑狼疮的发生。

老年红斑狼疮发生的脏器病变一般较晚，损害程度较轻，往往伴有干燥综合征的出现，可累及肾、胸膜、肺、心、肝等内脏，而且血中检测的自身抗体滴度一般亦较低，有时会被医生忽略，但是抗 dsDNA 抗体阳性对诊断有一定的重要性。

总之，老年红斑狼疮存活时间长，预后相对良好，在治疗上要偏于保守，糖皮质激素剂量要小，慎用免疫抑制剂，防止引起继发性恶性肿瘤，尽量不用大剂量的冲击治疗方法。

（吕良敬）

50.　为什么红斑狼疮多见于年轻女性

红斑狼疮多见于育龄期女性，此期的发病率比男性高 9～13 倍，而育龄前期和绝经后妇女的发病率就和男性发病率几乎相等。这就给医学科学家一个启示，可能与妇女的内分泌有关系。通过大量的研究表明，雌激素对红斑狼疮的发病起着重要的作用，它能抑制细胞免疫和增加自身抗体的形成。有人做过这样一个实验，给小鼠服含有雌激素的药，3 个月后红斑狼疮的发病率达到 43％，而服含孕激素的药，则 30 个月亦没出现红斑狼疮，说明了雌激素与红斑狼疮的关系。当然，红斑狼疮是由多种因素引起的，不光是内因，还有外因，除了雌激素以外，还有环境因素、感染、遗传等原因。

（陈　盛）

—— 专家简介 ——

陈　盛

陈盛，主任医师、硕士生导师，现任上海交通大学医学院附属仁济医院风湿免疫科行政副主任，党支部书记。

中国医师协会风湿免疫科医师分会青年委员会副主任委员，中华医学会风湿病学分会青年委员，上海市医学会风湿病专科分会委员。

51. 为什么晒太阳会诱发红斑狼疮

系统性红斑狼疮(SLE)患者在日晒后，面颊部或其他暴露部位会出现鲜红皮疹或使原有皮疹加深，这种现象称之为光敏感。光过敏现象是系统性红斑狼疮患者常见的临床表现，约占 40%。除日光外，其他来源的紫外线或人工光源也可产生光过敏反应。光过敏皮疹通常分布在暴露部位，但也可向非暴露区蔓延。皮疹大多为红色斑疹、丘疹或片状皮疹，伴有灼热、瘙痒或刺痛，有时可出现多形红斑、荨麻疹、盘状红斑或大疱性皮疹，皮损严重程度与照射光的强度、距离及照射时间成正比。

有关光敏感的发病机制尚不完全清楚。有研究认为紫外线可诱发皮肤的 DNA 或蛋白质变性，形成一种抗原性较强的物质，激发机体免疫系统产生自身免疫反应。紫外线还可以引起皮肤的角质细胞和朗格汉斯细胞释放细胞因子，促进皮肤的炎症反应，造成皮肤损伤。此外，有些药物如四环素、磺胺药等能诱发光敏感，增加紫外线的光敏效应，所以红斑狼疮患者应避免使用。

光过敏是系统性红斑狼疮常见的临床表现，也是诱发疾病活动的常见原因之一。避免日光照射是防止光过敏的有效方法。有光过敏的患者应尽量避免在阳光下暴晒，即便是阴天也应做好防紫外线的措施，如戴宽边帽、穿长袖衫等。外出时如天气晴朗，最好撑把防紫外线的阳伞，以避免紫外线的直接照射而诱发病情加重。

（胡大伟）

胡大伟

胡大伟，主任医师、硕士生导师。

长期从事风湿免疫性疾病临床与研究工作。曾主持国家自然科学基金等课题多项。参与多部有关风湿与免疫性疾病专著的编写。

52. 哪些药物能诱发红斑狼疮

药物性狼疮是指因服用了某种药物后所致的狼疮，自 1945 年有人报道磺胺嘧啶诱发红斑狼疮后，目前已有许多报道多种药物能诱发红斑狼疮。有人统计后指出，美国 50 万红斑狼疮患者中，约 10％系药物所致。很多医生和患者对于药物引起的红斑狼疮认识不足，往往造成误诊和漏诊。

已有明确报道，肯定可诱发红斑狼疮的药物有：肼屈嗪（肼苯哒嗪）、普鲁卡因胺、异烟肼（雷米封）、氯丙嗪、甲基多巴等。

可能诱发的药物有：苯妥英钠、青霉胺、奎尼丁、普萘洛尔（心得安）、氧烯洛尔（心得平）、硫氧嘧啶、三甲双酮、乙琥胺、利血平、卡托普利（巯甲丙脯酸）、甲巯咪唑（他巴唑）、呋喃妥因、酒石酸盐、用于整形的硅氧胶等。

未肯定的药物有：磺胺药、灰黄霉素、保泰松、口服避孕药、青霉素、链霉素、四环素、扑米酮（扑痫酮）等。

这些都是临床观察到的结果，至于什么原因引起的，目前还不清楚，可能是药物改变了抗原，机体产生了相应的自身抗体而引起。所以，红斑狼疮患者在疾病控制后，尽量不要服用上述药物，以免病情加重或使病情变得更加复杂化。

（郭　强）

郭　强

郭强，主任医师，硕士生导师，上海交通大学医学院附属仁济医院风湿科行政副主任。

现任上海市医师协会风湿免疫科医师分会委员兼秘书、上海市医学会感染与化疗专科分会委员、上海市医学会风湿病专科分会青年委员等职。

53. 补体是怎么回事

补体是新鲜血清中的正常蛋白质的一种,占球蛋白总量的 10％～15％,补体系统由近 40 种成分组成,多数组分为糖蛋白,包括:固有成分 13 种,补体 C1q、C1r、C1s、C2～C9、D 因子及 B 因子,调节蛋白 10 种和补体受体 10 种等。补体参与机体的正常免疫反应,但在各种病理情况下,经活化后具有生物活性,可介导免疫和炎症反应的蛋白质,参与破坏自身组织或细胞而造成免疫病理性损害,此时补体的含量常常发生变化。一般临床上测定总补体(CH 50)、C3 和 C4,C3 是补体中的一种成分,它的含量最高,占补体总量的一半以上,对免疫反应最敏感。在系统性红斑狼疮的肾炎、溶血性贫血、关节炎等急性症状出现时,免疫复合物迅速活化补体系统,发生炎症级联反应,而导致补体的含量往往降低。这种迅速降低是部分患者因为补体基因储备不足,导致补体不能迅速合成而消耗过多,其中 C3 的灵敏性高于 CH 50。

补体系统参与疾病的防御、凝血级联的启动和炎症的发生。补体降低对系统性红斑狼疮疾病的诊断和活动性都有很大的提示。如经过治疗,血清中原来降低的补体含量逐渐恢复正常水平,说明该治疗对患者是有效的;如补体含量下降,则说明病情活动加重,要密切观察。由于各医院测定方法的不同,所以正常值也各异。

(陈晓翔)

—— 专家简介 ——

陈晓翔

陈晓翔,副主任医师,硕士生导师。

在临床工作中对系统性红斑狼疮合并神经精神狼疮、肺泡出血、急进性肾炎、间质性肺炎等狼疮危象的诊治经验丰富,同时擅长皮肌炎、多肌炎合并肺部病变的鉴别诊断和诊治。

54. 狼疮性肾炎是怎么回事

肾脏是系统性红斑狼疮患者最易受累的器官,也是目前红斑狼疮临床研究的重点之一。狼疮性肾炎的发病机制是由于免疫复合物在肾小球的沉积,造成对肾脏的损害。患者血清中高滴度的抗双链 DNA 抗体与肾脏的损害有着十分密切的关系。患者肾脏活检组织学检查是诊断狼疮性肾炎的重要手段，在免疫荧光显微镜下，可以看到有大量的免疫复合物沉积。肾活检对于准确判断狼疮性肾炎的病理损害类型及程度有着不可替代的作用。

肾脏由肾小球和肾小管组成，肾小球有血液滤过功能，而肾小管则有重吸收和分泌功能，最终形成尿液而排出体外。肾小球受损后，一些原来不能通过肾小球的蛋白质滤出而形成蛋白尿；病情严重的患者，肾小球滤过急剧减少使得体内水钠潴留，患者表现为少尿，肾性高血压，血肌酐升高。肾小管受损后，肾脏的重吸收和分泌功能遭破坏，可影响人体内环境的稳定，严重者演变为尿毒症危及生命。长期大量蛋白尿一方面导致机体严重的营养丢失，进而表现出低蛋白血症；另一方面促使肾小球硬化引起慢性肾功能不全，最终进展为肾功能衰竭。当下由于透析技术的发展，患者可以借助血液净化得以长期维持生命。

传统的狼疮性肾炎的治疗为糖皮质激素加免疫抑制剂。近年来在免疫抑制剂研发领域的突破性进展为狼疮性肾炎的治疗带来了极大的进步，患者有希望用更少的激素来更好地控制病情，延缓肾功能衰竭的发生，提高生活质量。

（张　巍）

55. 红斑狼疮病情控制后能正常工作吗

患了红斑狼疮，患者往往会产生一种悲观情绪，认为这个病治不好了，总是要死的，有的甚至自杀来了却一生，有的长期闷在家里不敢工作，消极地度过一生。其实这些想法都是错误的。过去对这个病认识不足，死亡率很高，但是近20 年来，这个病的治疗已有了很大的进展，治疗方法也越来越多，经过正确的治疗，很多患者可以长期缓解，所以红斑狼疮并不可怕，可怕的是思想上的悲观和失望。作为患者，首先要对自己的病情有所了解，不断地与医生沟通，了解一些防病治病的知识，大多数患者经过恰当的治疗，病情能够控制和稳定，有许多患者恢复了工作能力，甚至还有的患者勇于丢掉"铁饭碗"，选择一条充满风险和困难的道路，闯出了一番事业。作为医生，也不希望患者长期待在家里，躺在病床上。当患者病情控制后，应该接触社会，减少心理压力，参加工作，把自己学到的知识贡献给社会，这样有利于患者的治疗。作为患者家属，要理解患者，积极鼓励患者面对疾病，面对社会，面对人生，在医生、患者、家属三者的配合下，帮助患者战胜思想上的病魔，面对人生。当然，首要条件就是把病情控制好，然后才能参加一些力所能及的工作。

（陆　瑜）

── 专家简介 ──

陆　瑜

陆瑜，医学博士，副主任医师。曾赴美国加州 SCRIPPS 研究所做交流访问学者，擅长白塞病、系统性红斑狼疮等多种风湿病的诊治。研究工作获国家自然科学基金等资助。

56. 为什么红斑狼疮患者易脱发

红斑狼疮患者容易引起毛发脱落，除了由于皮疹部位的炎症引起脱发外，其他部位也会脱发，不光是头发，睫毛、眉毛、体毛亦会脱落。

脱发有两种形式：一种为弥漫性脱发，残留的头发稀疏，失去光泽或枯黄，毛发干细，且容易折断，形成稀发或斑秃；另一种脱发集中在前额部，即我们平时所说的"刘海"处，患者头发稀疏、枯黄，容易折断，头发长短参差不齐，形成"狼疮发"。

红斑狼疮引起的脱发和平时我们所说的"脂溢性脱发"完全是两回事，病理基础不同。狼疮性脱发主要是由于皮肤下的小血管炎，导致对发囊的营养供应障碍，使得毛发的生长受到影响。它是作为红斑狼疮的一种临床表现而存在，有一部分红斑狼疮患者发病的首发症状就是脱发，所以要引起注意，患有红斑狼疮时脱发比较常见。

一般在病情控制后，毛发可以再生，但是在盘状红斑处的脱发则不能再生。尤其值得注意的是，红斑狼疮患者再次脱发可能是疾病复发的第一症状，要引起医生和患者的注意。

（杜　蕙）

── 专家简介 ──

杜　蕙

杜蕙，副主任医师，曾在日本圣玛丽安娜医科大学附属关节炎研究中心进修，海峡两岸医药卫生交流协会风湿免疫病学专业委员会骨关节炎学组常务委员、痛风学组委员，上海市医学会风湿病专科分会青年委员。

　　擅长类风湿关节炎、强直性脊柱炎、痛风性关节炎、骨关节炎等各类关节炎的诊治。

57. 红斑狼疮与贫血有关吗

　　系统性红斑狼疮患者的临床表现各种各样，贫血也是红斑狼疮患者很常见的一种症状，临床约半数以上的患者可累及。血红蛋白低于 100 克/升，我们就可以称之为贫血了。一般红斑狼疮引起的贫血有两种：一种为慢性疾病引起的贫血，由多种原因引起；一种为自身免疫性溶血性贫血，与自身的免疫反应有关，造成红细胞过多地破坏。

　　而慢性贫血引起的原因很多，这可能和一种红细胞生成抑制因子有关，它可以使红细胞生成减少而导致贫血，比较常见的原因是：①正常情况下肾脏能产生一种促红细胞生成因子，对正常的红细胞生成很重要，但当红斑狼疮累及肾脏，引起狼疮性肾炎，这种因子产生减少，从而造成了贫血。②红斑狼疮患者一般要用糖皮质激素治疗，这类药有一个最大的副作用就是刺激及损伤胃黏膜，引起胃炎、胃溃疡或出血，此时可引起失血性贫血。③一部分患者用免疫抑制剂治疗，如环磷酰胺、氯喹等，这类药物能抑制骨髓的造血功能，引起红细胞生成减少而导致贫血，临床用药必须衡量利弊，每个患者对药物的反应是不同的，医生根据每个患者的用药反应，及时调整用药方案，强调个体化用药。④其他如月经过多、铁利用障碍和胃口不好等，这些因素都可引起慢性贫血。

　　患了贫血，除了治疗原发病外，还要补充一些利于红细胞生长的物质，如铁质，它是制造红细胞的原料，此外还有叶酸、维生素 B_{12} 等，要注意营养，尽快纠正贫血，提高机体抗病能力。

（陆敏华）

—— 专家简介 ——

陆敏华

　　陆敏华，副主任医师，曾任上海市医学会物理医学与康复学专科分会常务委员，长期从事风湿和康复医学临床工作。

　　擅长类风湿关节炎、强直性脊柱炎、骨关节炎和稳定期红斑狼疮的物理、运动和药物的综合治疗，为患者提供适时的治疗指导，协助提升患者的机体功能。

58. 系统性红斑狼疮患者能否妊娠及妊娠的合适时机

系统性红斑狼疮患者除重度病情活动外，一般不影响生育能力，但患者妊娠后容易发生流产、早产、死胎、胎儿宫内营养不良等，使妊娠失败的危险性增加，抗磷脂抗体阳性的患者发生风险更高。活动期狼疮患者异常妊娠的发病率较高，且妊娠可诱发狼疮、加重病情或使疾病复发。有生育要求的狼疮患者，由风湿科医生对病情进行全面的病情评估，并同时由产科医生进行生育条件评估后，在符合妊娠条件、没有妊娠禁忌证的情况下，才能计划妊娠。

经治疗后病情缓解稳定 1 年以上，泼尼松维持量小于 15 毫克/日，停用霉酚酸酯、环磷酰胺、甲氨蝶呤、雷公藤总苷、来氟米特等免疫抑制剂 6 个月以上，24 小时尿蛋白定量小于 0.5 克，无重要脏器病变，患者没有服用妊娠期间禁忌使用的药物，可考虑允许妊娠。

活动期和有明显心、肺、脑、肾功能损害者不宜妊娠。

（王　元）

— 专家简介 —
王　元

王元，主任医师、教授。曾任科副主任、党支部书记。

多年来致力于自身抗核抗体研究及抗磷脂抗体综合征、系统性红斑狼疮为主的自身免疫性疾病发病机制及诊治的研究。

擅长对系统性红斑狼疮、类风湿关节炎、系统性硬化病、混合性结缔组织病、多肌炎、皮肌炎、多种系统性血管炎、血清阴性脊柱关节病以及痛风等风湿性疾病的诊断和治疗。

59. 系统性狼疮患者如何避孕

无生育要求的患者、不满足妊娠条件的患者必须严格采取避孕措施。不宜采用含雌激素或雌孕激素混合制剂的避孕药，因此类药可能引起狼疮病情复发。可服用仅含孕激素的避孕药。为避免感染，不宜使用宫内节育器。目前认为，机械屏障方法,如阴道隔膜、避孕套是安全有效的避孕方法。

(王　元)

60. 病情稳定，现已妊娠，需注意什么

（1）避免过度劳累,避免日晒,防止受凉感冒及其他感染,注意营养及维生素的补充,以加强机体抵抗力。

（2）妊娠期和围生期应风湿科和妇产科共同随访。严密监测狼疮有无活动,如有无发热、皮疹、脱发、关节肿痛等;密切监测血压和蛋白尿;检测血尿常规、血沉、C反应蛋白、肝肾功能、补体、dsDNA抗体、免疫球蛋白等;密切监测胎儿生长、发育情况。

（3）对于抗磷脂抗体持续阳性的患者,需进行抗凝治疗,并定期检测抗心磷脂抗体、狼疮抗凝物、抗 β_2 糖蛋白 I 抗体。

（4）妊娠期间禁用地塞米松、霉酚酸酯、环磷酰胺、甲氨蝶呤、雷公藤总苷、来氟米特。可使用泼尼松(龙)、甲泼尼龙、羟氯喹、硫唑嘌呤、环孢素、他克莫司、对乙酰氨基酚。妊娠早期和后期不建议使用非甾体消炎药。

（5）围生期提前住进医院,平安生产,避免狼疮复发。

（6）若孕期出现病情活动或并发症,根据病情严重程度及重要脏器受累情况,决定治疗方案和是否需要终止妊娠。

(王　元)

61. 分娩方式及喂养方式如何选择，会遗传给下一代吗

在整个妊娠过程中病情都稳定的患者,可以采取自然分娩的方式。妊娠期间病情不稳定或出现产科并发症的患者,可以采取剖宫产。

鼓励患者进行母乳喂养,口服泼尼松、甲泼尼龙、羟氯喹与非甾体消炎药的患者都可以进行母乳喂养。如使用霉酚酸酯、甲氨蝶呤、环磷酰胺、硫唑嘌呤、来氟米特、环孢素、他克莫司等不能哺乳。口服糖皮质激素剂量在低于20毫克/日或相当剂量者,可以正常哺乳。口服糖皮质激素剂量超过20毫克/日或相当剂量者,应弃去服药后4小时内的乳汁,并在服药4小时后再进行哺乳。

系统性红斑狼疮具有遗传倾向，但并非传统意义上的遗传病。

孕期应密切监测胎儿生长、发育情况，对抗体滴度高的母亲所生婴儿或既往有新生儿狼疮分娩史的母亲所生的婴儿，应密切随访。

（王　元）

干｜燥｜综｜合｜征

62. 什么是干燥综合征

干燥综合征是一种以侵犯泪腺、唾液腺为主的自身免疫性疾病，它不仅侵犯外分泌腺体，造成口干、眼干，还可侵犯全身多个器官，产生多种多样的临床表现。本病可以单独存在，而不伴有其他结缔组织病，称原发性干燥综合征。如果在肯定的结缔组织病如类风湿关节炎、系统性红斑狼疮、系统性硬化病等基础上出现干燥综合征，则称为继发性干燥综合征。干燥综合征腺体的损害分为三部分：

（1）浅表腺体病变：浅表腺体是指泪腺、唾液腺、皮肤汗腺、鼻黏膜腺体、咽鼓管、咽部腺体及外阴和阴道腺体。这些腺体损害可出现腮腺肿大、口干燥、不停喝水，眼干少泪、眼睛中反复有沙尘感，皮肤干燥无华，外阴及阴道干涩萎缩等。

（2）内脏外分泌腺病变：表现为呼吸系统、消化系统、泌尿系统、循环系统的损害症状，如可出现吞咽困难、反复支气管炎、心包积液、肾小管损害等的症状。

（3）容易合并淋巴瘤病变：干燥综合征患者可有淋巴组织良性增生，导致大量淋巴细胞聚集，称为假性淋巴瘤。如果良性增生转化为恶性增生，可导致恶性淋巴瘤的发生。据文献报道，干燥综合征患者发生恶性肿瘤的概率比普通人群高 1.42～2.5 倍，而恶性淋巴瘤的发生率比正常人群高 6～44 倍。

（赵福涛）

63. 干燥综合征的分类

根据干燥综合征的起病方式可分为原发性和继发性两种，原发性干燥综合征指不合并另一种已经诊断明确的结缔组织病，而继发性干燥综合征指继发于另一种已诊断明确的结缔组织病，如系统性红斑狼疮、类风湿关节炎、系统性硬化症、多发性肌炎及皮肌炎等的干燥综合征。临床上诊断原发性干燥综合征并不是一件简单的事，关于原发性干燥综合征分类或诊断标准一直以来都未统一。

2016 年国际干燥综合征标准工作小组结合美国风湿病学会（ACR）分类标准和欧洲抗风湿病联盟（EULAR）分类标准两者的特征，制定一项 ACR 和 EULAR 均认可的关于原发性干燥综合征的国际统一分类标准。根据该标准的定义，当患者得分≥4 分，则将之归类为原发性干燥综合征。

分类标准条目如下。

（1）唇腺病理示淋巴细胞灶≥1 个/4 平方毫米，3 分。

（2）抗 SSA 抗体/Ro 抗体阳性，3 分。

（3）角膜染色：Ocular Staining Score 评分≥5 或 van Bijsterveld 评分≥4，1 分。

（4）Schirmer 试验≤5 毫米/5 分钟，1 分。

（5）自然唾液流率≤0.1 毫升/分钟，1 分。

（赵福涛）

64. 干燥综合征的病因有哪些

干燥综合征的发病病因还不是十分清楚，大部分学者都认为这是一个多种病因相互作用的结果，例如感染因素、遗传背景、内分泌因素、神经精神因素等都可能参与本病的发生和延续。某些病毒如 EB 病毒、丙型肝炎病毒、人类免疫缺陷病毒（HIV）等可能对本病的发生和延续有一定关系，很可能是非直接性。病毒通过分子模拟交叉，感染过程中使易感人群或其组织隐抗原暴露而成为自身抗原，诱发自身免疫产生大量的细胞因子、免疫球蛋白和多种自身抗体，使局部组织发生炎症性损伤，甚至导致自身免疫病。同时 NK 细胞功能下降，进一步通过各种细胞因子和炎症介质造成组织损伤。

有学者研究发现上调Ⅰ型干扰素（IFN）产生可能会导致干燥综合征进展，提示干扰素可能在发病机制中起重要作用。在遗传背景方面，患者家族中本病的发病率高于正常人群的发病率。

2013 年北京协和医院风湿免疫科张奉春教授和李永哲研究员领衔的全国 41 家机构研究人员，通过全基因组关联研究（GWAS）鉴定出了一个中国汉族人群全新的原发性干燥综合征易感位点 rs117026326（位于 GTF2IRD1 - GTF2I），是我国科研工作者在自身免疫性疾病发病机制领域取得的突破性成果，从而揭示遗传因素在原发性干燥综合征发病机制中的作用。

（赵福涛）

65. 为什么干燥综合征会青睐女性

干燥综合征的发病特点是女性多发，全部患者中女性占 90% 以上，男女之比为 1∶9，日本报道男女之比为 1∶39，我国北京郊区调查发现男女之比为 1∶15，且以 30～60 岁多见，最小发病年龄有报道为 13 个月。干燥综合征的发病机制与多种因素相关，包括免疫学因素、遗传易感因素、感染因素、激素分泌。干燥综合征发生率女性高于男性，提示性激素在其发生中具有一定的作用。干燥综合征患者外周血有效睾酮降低，孕酮和催乳素增高，与正常女性相比具有显著性差异；女性干燥综合征患者绝经开始时间与口眼干燥症状出现时间有明显相关性，推测外周血中性激素的变化，包括雌、雄激素相对比例及绝对浓度改变，导致免疫功能失衡，引起或加重自身免疫性疾病。因此，中年以上的女性，并且出现眼干、口干，不典型的关节痛，近几个月或几年迅速出现龋齿或牙齿脱落，反复出现腮腺肿大，晨起眼角分泌物多等症状时，应该警惕可能是患了干燥综合征。

（赵福涛）

66. 干燥综合征会影响到哪些内脏器官

干燥综合征患者可出现多系统受累，如累及消化系统、呼吸系统、泌尿系统、血液系统、神经系统、皮肤、骨骼、肌肉等。干燥综合征患者消化系统受损特点是在腺体周围有淋巴细胞浸润，破坏腺体，使其分泌功能下降。表现为吞咽困难、胃部饱胀等症状；肝损伤在本病中并不少见，患者持续转氨酶升高、肝大、黄疸；少数患者并发胰腺炎，胰体增大。病变侵犯呼吸系统表现为鼻腔干燥和鼻痂形成，易于出血，嗅觉不灵，干咳、痰液不易咯出，易并发间质性肺炎、肺不张、肺动脉高压以及胸腔积液等，部分出现弥漫性肺间质纤维化，少数患者可因呼吸衰竭死亡。肾脏损害可有夜尿次数增多，或夜尿量超过白天量，肾小管受累常表现为酸中毒、尿崩症，常有一过性糖尿、尿酸等，也有一些患者可有腰痛、尿色改变等。病变累及血液系统时患者可有贫血，白细胞、血小板减少，也可有两系以上细胞同时减少，严重者可有出血现象；本病多有淋巴组织增生，增生一般为良性，但少数可演变为假性淋巴瘤和恶性淋巴瘤。干燥综合征患者可出现神经系统的受损，病变累及中枢神经系统、周围神经系统和自主神经系统，周围神经系统受累最为常见。周围神经病变主要累及感觉神经纤维，表现为对称性周围神经病和多发性单神经炎;中枢神经系统病变多样,如偏瘫、癫痫、精神意识障碍等,严重的出现认知障碍;也会出现局部多汗症、体位性低血压等自主神经功能紊乱的表现。本病还常合并其他自身免疫疾病,如硬皮病、多发性肌炎、系统性红斑狼疮等。

(赵福涛)

67. 干燥综合征的重要化验指标有哪些

本病有多种自身抗体可以出现,45.7%的患者有抗核抗体滴度升高(>1∶20),抗 SSA、抗 SSB 的阳性率分别为 70% 和 40%,5%～10%尚分别出现抗 RNP 抗体和抗着丝点抗体,43%的患者类风湿因子(RF)阳性,约 20% 的患者出现抗心磷脂抗体。抗 SSA 及抗 SSB 抗体对本病有诊断意义,前者在本病的敏感性高,后者则特异性较强,尤其在有系统性损害的患者,两者的阳性率更高。ANA 抗体及 SSA、SSB 抗体阳性都属于标记性抗体,其滴度的高低与疾病活动性和病情程度无关,抗体阳性结果一旦确诊,诊断明确,以后不需要再重复检测。其次,90%以上的患者有高丙球蛋白血症,其特点是多克隆性且强度高,可引起临床紫癜、血沉快等症状。少数患者出现巨球蛋白血症或单克隆性高丙球蛋白血症,出现这些情况须警惕淋巴瘤的可能。类风湿因子在干燥综合征中,IgM-RF 阳性率约占 50%,无特异性。若为类风湿关节炎继发的继发性干燥综合征,高滴度的类风湿因子往往提示病情活动。化验外周血 20% 的患者出现贫血,多为正细胞色素型贫血,16%出现白细胞减低,13%出现血小板减少。60%～70%患者出现血沉增快,C 反应蛋白也可增高,与病情活动性相关。

(赵福涛)

68. 什么是微创唇腺活检

唇腺活检在诊断干燥综合征中的价值已被广泛应用,它由 Chishlm 在 1968 年发明,唇腺活检中发现的炎性淋巴细胞浸润是干燥综合征侵犯唾液腺体的最直接证明,故有较高的特异性。日本学者 Obinata 报道的唇腺活检的敏感性、特异性及准确性分别是 63.9%、91.9%、78.1%。研究人员发现大于 1 个灶性淋巴细胞浸润/4 平方毫米腺体(1 个灶被描述为至少 50 个淋巴细胞浸润)只存在于干燥综合征患者中,而 1 个灶/4 平方毫米的病理活检可在 20% 以上的正常老人中发现,提示唇腺的增龄性改变与干燥综合征的病理表现有相似之处,因此认为诊断原发性干燥综合征需要每4平方毫米至少2个淋巴细胞浸润灶,而继发性干燥综合征只需要1个灶。唇腺活检微创术切口多选择距口角和前庭下唇沟1厘米或0.5厘米处,常规消毒铺洞巾,用2％利多卡因行黏膜下浸润麻醉,切开黏膜层,长约0.5厘米,用肾上腺素棉球止血,在黏膜层下方钝性分离,显露并摘除1～2个唇腺腺体,用95％的乙醇固定送检,对合切口,并用肾上腺素棉球压迫止血,10分钟左右创面即不再出血。微创唇腺活检术具有创伤小、患者易接受的优点,且在患者临床诊断中阳性率较高,值得在临床中推广。

(赵福涛)

69. 干燥综合征的治疗原则是什么

干燥综合征目前尚无根治方法,目前对原发性干燥综合征的治疗目的主要是缓解患者症状,阻止疾病的进展、治疗并发症和延长患者的生存期。早期主要是替代和对症治疗。

(1)健康宣教:停止吸烟、饮酒及避免服用引起口干、眼干的药物,保持口腔清洁,勤漱口,健康用眼,减少口、眼继发感染的机会。

(2)去除诱因:口腔和眼部感染的防治;杀灭幽门螺杆菌,可以减轻干燥综合征症状,甚至达到治愈效果。

(3)对症处理:各种人工替代品如人工泪液、唾液等可减轻局部症状。并发低钾周期性瘫痪和肾小管酸中毒引起的低钾,重症患者以静脉补钾为主,平稳后改口服枸橼酸钾片,有的需终身服药;非甾体消炎药对肌肉、关节肿痛有一定的疗效;出现恶性淋巴瘤者应该积极、及时地进行淋巴瘤的联合化疗。

(4)系统性损伤的治疗:对于关节炎、肺间质改变、肝、肾及神经等系统受累的患者,可给予糖皮质激素、免疫抑制剂等药物治疗。

(5)生物制剂:生物制剂已普遍应用于临床,但对原发性干燥综合征尚无肯定的适应证。抗CD20单克隆抗体可以抑制B细胞生成,用于重度干燥综合征的治疗,疗效显著。

(赵福涛)

70. 口眼干怎么办

口眼干是中老年人中很常见的症状,它们往往掩盖着一些全身性的疾病,因此首先要明确为什么口干、眼干。引起口干症的原因主要有生理性和病理性两种情况，其中生理性包括老年人唾液腺萎缩、睡眠时张口呼吸、情绪焦虑等，病理性口干最常见的原因就是糖尿病、尿崩症、甲状腺功能亢进等内分泌疾病。而干眼症则是指任何原因造成泪液的量或质的异常引起的泪膜不稳定和眼表面损害而致眼部不适的一类疾病。常见的病因有结膜炎、大气污染、长时间电脑操作或汽车驾驶等。如果口干、眼干程度比较严重，持续时间长，很可能是某些全身性疾病的局部表现，比如干燥综合征。

干燥综合征是一种以侵犯外分泌腺体为主的全身性、慢性炎症性自身免疫病，中老年女性多见，由于免疫性的炎症病变导致唾液腺和泪腺破坏，唾液和泪液分泌减少，表现为明显的口眼干。口干严重者需频频饮水，进固体食物困难，常常并发龋齿、口腔溃疡；眼干者则往往有"沙子进入眼睛"的感觉，严重者欲哭无泪，视力下降，不仅可以反复出现眼内感染，甚至发生角膜溃疡、穿孔或失明。因此，在出现口眼干症状后，首先应注意口眼卫生，可用人工泪液滴眼、枸橼酸溶液漱口等对症处理，最重要的是进行泪腺、唾液腺及免疫学实验室指标等检查，明确病因，以便早期干预，避免其他系统症状的到来。

（王　璇　汤建平）

—— 专家简介 ——

汤建平

汤建平，主任医师、教授、博士生导师。上海同济大学附属同济医院风湿免疫科主任、学科带头人。

现任上海市医学会风湿病专科分会委员，上海市中西医结合学会风湿病专业委员会委员，中国医师协会风湿免疫科医师分会委员，中华医学生物免疫学会常委，海峡两岸医药卫生交流协会风湿免疫病学专业委员会委员，上海市欧美同学会医务分会理事，国家自然科学基金评审专家，教育部与上海市学位论文评审专家，上海市科委科技成果评审专家，《同济大学学报医学版》《中华临床医师杂志电子版》与《中国当代医药》审稿人。

71. 龋齿也可能由风湿病所致吗

龋齿俗称"蛀牙""虫牙"，是一种常见的牙釉质受到腐蚀，变软、变色，逐渐发展为牙体硬组织缺损，形成龋洞的疾病。未经治疗的龋洞是不会自行愈合的，其发展的最终结果是牙齿丧失。

龋齿的致病因素有四种。①细菌：口腔定植菌。②食物：所含糖的类别、数量和黏滞性，决定产生酸的量。③牙齿形状和唾液分泌：会影响食物黏滞的时间，而且唾液分泌也会直接营养牙齿。④时间：摄食的次数，每次摄食的长短。

龋齿患者中，有相当一部分是中老年人，龋齿非常严重，多伴有眼睛干涩，甚至哭不出眼泪，而且口干舌燥，不及时补水便口渴难忍。这时候该考虑一种风湿病叫"干燥综合征"。

干燥综合征是常见的风湿免疫性疾病，典型表现是口干、眼干。但多数患者在疾病早期无明显症状，或没有意识到龋齿、口眼干也是一种疾病，因此，从起病到确诊往往少则几个月，长可达十余年，并且常在出现明显内脏损害，如肾小管酸中毒、肺间质纤维化后才确诊，丧失了最佳治疗时机。

如何早期发现干燥综合征是医生和患者共同关心的问题。当出现以下情况时要及时就医排查干燥综合征：①口干、眼干、关节痛，尤其是老年女性。②近几月或几年迅速出现龋齿、牙齿粉碎、片状脱落、牙根断裂。③成年人反复出现腮腺肿大。④出现反复的不明原因发热、疲劳的症状。

（龚邦东　汤建平）

—— 专家简介 ——

龚邦东

龚邦东，上海同济大学附属同济医院风湿免疫科副主任医师。

擅长干燥综合征、系统性红斑狼疮、类风湿关节炎等风湿免疫病的诊治。

72. 出现血小板减少会不会是干燥综合征

血小板主要是起止血、凝血作用的，血小板过低会有自发性出血的可能，轻者是皮下出血，也就是皮肤紫癜，或是牙龈出血、鼻出血，严重者可出现内脏出血或是颅内出血，是有生命危险的。血小板减少往往有多种原因，主要包括血小板生成减少、血小板破坏增多、血栓性血小板减少和血小板异常分布等，从而导致出血、凝血异常，这些表现习惯被认为是血液系统的疾病，然而免疫性疾病如系统性红斑狼疮、干燥综合征等也常常会导致血小板减少。

干燥综合征是一种常见的以侵犯唾液腺、泪腺等外分泌腺体为主的全身性、慢性炎症性自身免疫病，尤以中老年女性多见。免疫系统的异常会攻击体内多个器官,对血液系统的损害也十分明显,对血小板的破坏导致血小板减少。部分患者就是以血小板减少起病的,笔者在门诊遇到一部分女性患者由于刷牙出血较多、月经量增多、肢体经常出现瘀斑等表现就诊,通过仔细询问病史和系统性检查被诊断为干燥综合征。对于免疫相关性血小板减少和干燥综合征均需要用激素及免疫抑制剂治疗,但各有侧重,且其他脏器累及的程度不同,因此出现血小板减少的表现也要想到去风湿免疫科就诊,明确一下是否是干燥综合征引起的。

（王　璇）

73. 干燥综合征需要使用激素治疗吗

糖皮质激素是风湿免疫科一类常用的药物,在某些病例使用得当可起到"起死回生"的作用,有患者因为该药价廉有效要求长期使用,也有一部分患者畏惧它的副作用而拒绝尝试,甚至"谈激素色变",这种盲目使用或拒绝的行为都是不可取的。

对于干燥综合征而言,并不是所有的患者都需要使用糖皮质激素的。干燥综合征在早期仅有口干、眼干、阴道干等外分泌腺体累及的表现,可给予人工唾液、人工泪液等对症处理并辅以一些免疫抑制剂改善体内免疫紊乱等治疗。而当疾病损害全身多个系统时,应根据受损器官及严重程度进行相应的治疗,其中存在重要脏器累及的患者应使用糖皮质激素治疗。对于干燥综合征患者,合并神经系统、肾小球肾炎、肺间质病变、肝脏损害、血细胞减少尤其是血小板降低、肌炎等表现时,需要给予糖皮质激素治疗,而治疗的剂量和疗程应根据疾病轻重决定,在使用过程中,注意预防副作用。

由于该病早期是以 B 淋巴细胞增生为主,因此高免疫球蛋白血症是干燥综合征免疫异常的重要特点,提示疾病可能处于活动进展期,因此很多医生认为对于高免疫球蛋白血症的患者,即使无系统损害,同样需要给予全身的免疫治疗,即糖皮质激素和免疫抑制剂的治疗,避免疾病进展出现系统受损。

特别提醒

即使出现上述可以使用糖皮质激素的表现,但具体用或不用均需风湿免疫科就诊后由专业医生评估后决定。

（王　璇　汤建平）

74. 干燥综合征患者关节会变形吗

遇到关节炎(疼痛)大家一般认为是"风湿性关节炎"或"类风湿关节炎",再扩展一些会想到现在临床常见的"骨关节炎"。其实,除上述疾病外,干燥综合征也可以有关节炎的表现。很多有关节症状的患者在确诊了干燥综合征后会询问,这个病会不会导致关节变形甚至畸形的发生呢?

尽管干燥综合征的诊断标准里并不包括关节症状,但临床上约一半的患者有关节炎(痛)的表现,可发生在病程的任何阶段,其中 1/3 还是首发症状,也有因关节炎表现、类风湿因子阳性将干燥综合征误诊为类风湿关节炎。但是这两种病的治疗和关节转归都是不同的。原发性干燥综合征的关节炎表现是多关节病变,大小关节均可受累,可以左右肢体关节对称或不对称受累,可以是短暂的、一过性的,常为轻度滑膜炎,非侵蚀性,无功能障碍,多数表现为关节痛,少部分有关节肿胀,但不严重。影像学检查并无关节结构的破坏,治疗预后较好,一般不会有关节变形的发生。另外,还有一部分患者在确诊干燥综合征的同时,合并其他可能导致关节炎的自身免疫疾病,如系统性红斑狼疮、类风湿关节炎等疾病,被称为继发性干燥综合征,此类患者的关节症状往往不是由单一因素所致,因此转归也是不确定的,这类患者可以出现关节变形甚至关节畸形。

(王　璇　汤建平)

75. 干燥综合征和系统性红斑狼疮有关系吗

干燥综合征是一个主要累及外分泌腺体的慢性炎性自身免疫病,主要分为两类,即原发性干燥综合征和继发性干燥综合征,后者是指合并其他结缔组织病,包括类风湿关节炎、系统性红斑狼疮等。而在不同结缔组织病中,继发性干燥综合征的发生率也各不相同。有 8%～19% 系统性红斑狼疮患者合并继发性干燥综合征。

干燥综合征和系统性红斑狼疮由于存在很多共同点也被称作"姐妹病"。首先,它们发病机制相似,都是 B 细胞过度活化产生大量免疫球蛋白和自身抗体,导致机体免疫紊乱的发生。其次,它们临床表现相似,这两类疾病血清中可检测到多种自身抗体,比如抗核抗体(ANA)、抗 SSA 抗体、抗 SSB 抗体、类风湿因子(RF)等,临床上均可有多脏器累及的表现。另外,这两种疾病在病程上可以相互重叠。随着病情进展，干燥综合征会转变为系统性红斑狼疮，或是合并出现系统性红斑狼疮。其中发病年龄较早、存在补体下降的干燥综合征患者进展为系统性红斑狼疮的风险更高，该类患者出现白细胞减少、蛋白尿、关节肿痛的可能性更高。由于系统性红斑狼疮的脏器危害更严重且预后欠佳，对于干燥综合征患者在治疗过程中需定期检测免疫指标，警惕其进展为系统性红斑狼疮。通过积极的治疗和控制，这些免疫病均可以达到病情缓解和稳定。

（王　璇　汤建平）

76. 反复咳嗽是干燥综合征惹的祸吗

干燥综合征是一种主要累及外分泌腺如唾液腺、泪腺的慢性炎症性疾病，可出现多器官受累，肺部受累常表现为咳嗽，尤其是干咳。

肺部受累者大部分无明显呼吸道症状，轻度受累者出现干咳，重者出现气短，肺部表现为间质性炎症改变。这种"炎症"与我们常说的细菌引起的感染性"肺炎"不同，它不是感染引起的，因而常表现为干咳，即使有痰也很少出现黄脓痰，并且使用抗生素疗效不佳；这种炎症是一种免疫性的炎症，会逐渐导致肺部纤维化，患者会出现持续干咳、气喘、呼吸困难等。早期的肺部间质病变在胸部 X 线片上不明显，只有高分辨肺 CT 方能发现。因此干燥综合征的患者如果出现反复干咳，需要尽快行高分辨肺 CT 而不是肺 X 线片以排查间质性肺病；小部分的干燥综合征以干咳、间质性肺病起病，因此不明原因的间质性肺病患者需要注意排查干燥综合征，但有些患者口眼干症状不明显或根本没有口眼干，需要进行干燥综合征相关抗体、唾液腺功能及组织病理学、眼科检查等多方面的检查寻找证据。

干燥综合征伴发间质性肺病需要引起重视，早期、及时干预，防止加重导致呼吸衰竭。规范地治疗干燥综合征，根据病情采用糖皮质激素和免疫抑制剂治疗，能够延缓肺部病变的进展。为避免病情加重，同时还需要防寒保暖，避免感染。

（杨邵英）

77. 干燥综合征会遗传吗

干燥综合征不是遗传病，它是一种自身免疫性疾病，是由感染因素、遗传背景、内分泌因素等多种病因相互作用,导致体内免疫紊乱,从而造成多脏器损害。病毒在感染过程中使易感人群或其组织隐性抗原暴露而成为自身抗原,诱发自身免疫的发生。流行病学调查显示,原发性干燥综合征具有明显的家族聚集倾向,该病的亲属易发生自身免疫性疾病,且该类患者家属患干燥综合征的危险性是正常人的 2~3 倍。某些人类白细胞抗原(HLA)基因是干燥综合征的遗传标志,这些 HLA 基因及其产物对干燥综合征的发生起促进作用,但并非原始的起动作用。在对免疫遗传的研究测定中,医学家发现多种 HLA 分子与干燥综合征密切相关,且这种相关又因种族的不同而不同,这说明干燥综合征有遗传倾向。但由于该病是多因素共同作用的结果,即使存在干燥综合征的易感基因也不一定会发病。另外,从我国干燥综合征人群的研究发现,由于种族、临床表现轻重、病程长短和自身抗体反应不同,该病的遗传性在我国并不明显。也就是说,干燥综合征患者的子女不一定患该病。

特别提醒

女性干燥综合征患者的生育能力与常人无异,但是妊娠患者的胎盘可作为靶器官而受到免疫损害,造成胎盘功能障碍,从而对妊娠产生影响。另外,SSA 和 SSB 抗体可能与先天性心脏传导阻滞、新生儿狼疮综合征、新生儿血色病等疾病有关。因此此类患者应在疾病稳定期,免疫球蛋白不高,且自身抗体较低滴度时进行妊娠,在妊娠过程还要密切监测疾病相关指标、胎儿的生长情况和胎心率。若在妊娠中监测发现胎儿出现心率减慢,应尽快到医院就诊。

（王　璇　汤建平）

78. 干燥综合征能治愈吗

干燥综合征是一种侵犯外分泌腺体尤以侵犯唾液腺和泪腺为主的慢性自身免疫性疾病。主要表现为口、眼干燥,也可有多器官、多系统损害。受累器官中有大量淋巴细胞浸润,血清中多种自身抗体阳性。常与其他风湿病或自身免疫性疾病重叠。

这种疾病属于慢性疾病,治疗目标是控制病情进展,常需要长期治疗,一般很难治愈。但也别失去信心,在医生指导下使用免疫调节治疗和对症治疗,能够很好地改善症状及控制病情,例如使用人造泪液(5％甲基纤维素)滴眼和改善环境(如使用加湿器)可以缓解眼干症状,减轻角膜损伤和不适;禁烟酒,避免使用抑制唾液腺分泌的药物,使用无糖胶基(口香糖)能够缓解口干。

干燥综合征的护理非常关键,要注意口腔卫生和做好口腔护理,餐后一定要用牙签将食物残渣清除,并勤漱口,减少龋齿和口腔继发感染。发生口腔溃疡时,可先用生理盐水棉球擦洗局部,再用 5％甲硝唑(灭滴灵)涂擦,避免使用甲紫溶液,以免加重干燥综合征症状。其次注意皮肤护理:这是干燥综合征的护理措施之一,对汗腺受累引起的皮肤干燥、脱屑和瘙痒等,要少用或不用碱性肥皂,选用中性肥皂。勤换衣裤、被褥,保持皮肤干燥。最后注意呼吸道护理:将室内湿度控制在 50％～60％,温度保持在 18～21 ℃,可以缓解呼吸道黏膜干燥所致干咳等症状,并可预防感染。对痰黏稠难以咳出的患者可做雾化吸入。必要时可加入抗生素和糜蛋白酶,以控制感染和促进排痰。

（龚邦东）

79. 反复低钾会是干燥综合征造成的吗

低钾血症一般是因为钾的摄入过少或者是钾排出过多所引起的一种疾病,多见于长期禁食或少食,钾盐摄入不足;大量呕吐、腹泻和长期应用呋塞米(速尿)等利尿药致钾排出过多而引起。除此之外,一些疾病同样会导致低钾的发生,甲状腺功能亢进就是临床上反复低钾导致周期性瘫痪最常见的原因,而干燥综合征同样也是常见却最容易被忽视的低钾血症的病因。

干燥综合征是一种常见的自身免疫疾病,疾病早期出现外分泌腺体损害导致口干、眼干,后期会有多脏器累及,其中包括肾、肺、神经系统等。国内报道证实有 30％～50％的患者存在肾损害,其中 35％为远端肾小管受累,从而引起肾小管酸中毒,主要表现为周期性低钾麻痹。这类患者除反复低钾导致肢体无力外,其尿液呈碱性,且多有口干、眼干的病史,血清中自身抗体(如抗 SSA、抗 SSB 抗体)水平升高等表现。干燥综合征及肾小管酸中毒没有治疗,尿钾增多的病因就没有去除,因此即使给予钾剂进行补充治疗,仍有反复低钾的表现。因此,出现反复低钾的表现,也应到风湿免疫科就诊,明确是否罹患干燥综合征。

特别提醒

干燥综合征也可能合并自身免疫甲状腺病,该类患者可能有甲状腺功能的亢进或减退,因此此类患者也需完善甲状腺功能的检查,以便给予更好的治疗。

（王　璇　汤建平）

名医经典 远离风湿痛

80. 那些"干燥综合征"竟不是干燥综合征

王大妈最近口眼干很厉害,到医院进行了干燥综合征的多方面检查后,每个检查结果都符合"干燥综合征",可是风湿免疫科的医生却告知王大妈:"你得的不是干燥综合征,需要去感染科治疗。"王大妈懵了:"我口腔、眼睛那么干,而且检查都提示是干燥综合征,我怎么就不是干燥综合征啦?"原来,医生在王大妈的检验报告里发现了丙型肝炎病毒感染。丙型肝炎感染可以出现干燥综合征同样的表现,却不能诊断为干燥综合征,也不能按照干燥综合征来治疗。

典型的干燥综合征可出现口眼干症状,眼科检查提示干眼症,唾液腺检查提示口干燥症,自身抗体如抗 SSA 抗体和抗 SSB 抗体阳性,下唇腺活检病理可见腺管周围淋巴细胞灶。这些表现在具有头颈面部放疗史、丙型肝炎病毒感染、艾滋病、淋巴瘤、结节病、格雷夫斯病、抗乙酰胆碱药的应用(如阿托品、莨菪碱、溴丙胺太林、颠茄等)的人群中也可以出现,混淆诊断。并且丙型肝炎、艾滋病、淋巴瘤导致的干燥综合征样表现,如果被误诊为干燥综合征,使用免疫抑制剂治疗是相当危险的,极有可能造成丙型肝炎病毒、艾滋病毒、肿瘤的暴发,威胁生命。因此干燥综合征确诊时一定要排查丙型肝炎病毒、艾滋病病毒、淋巴瘤等感染及肿瘤性疾病。

(杨邵英)

强|直|性|脊|柱|炎|

81. 只有年轻人才会患强直性脊柱炎吗

强直性脊柱炎男性多见,发病年龄通常在 10～40 岁,发病高峰年龄为 20～30 岁,40 岁以后及 8 岁以前发病者少见。男女患病比例为(2～3)∶1。

尽管强直性脊柱炎男性年轻患者多见,但是临床中大于 40 岁患病的男女患者也是可以见到的,甚至还有 60 岁或 70 岁以上的患者罹患强直性脊柱炎,男女患者都可见到。有些患者发展缓慢,年纪较大时才出现明显的腰背痛,因此强直性脊柱炎不是年轻人的"专利"。

老年人出现腰背痛可以是骨质增生、腰肌劳损、椎管狭窄、腰椎间盘突出、腰椎压缩性骨折等,当患者在白天活动自如,夜间或者晨起加重,伴有晨僵,这些老年患者千万不要忘记去风湿科就诊,排除这一疾病。

强直性脊柱炎是遗传、环境和免疫因素共同作用导致的疾病。现有研究发现,HLA－B27 与强直性脊柱炎的发病密切相关,并有明显家族发病倾向。在强直性脊柱炎患者中,阳性率高达 90％以上。所以,当怀疑该病时建议患者到风湿科检查 HLA－B27。同时为了明确疾病,患者通常也需要进行相关的影像学检查如骨盆平片、骶髂关节磁共振、骶髂关节 CT、全脊柱 X 线检查等。

强直性脊柱炎是一种慢性进行性全身炎症性疾病,主要侵犯骶髂关节、脊柱骨突、脊柱旁软组织及外周关节,典型的临床表现为背部炎症性疼痛,特点经常是夜间痛、休息痛、活动后可以缓解等。强直性脊柱炎也可伴发关节外表现,比如不对称性外周关节炎、肌腱韧带附着点炎和虹膜睫状体炎。当出现上述表现时,患者一定要当心强直性脊柱炎,需要尽早到医院就诊,配合医生进行相关检查,及早明确病情。

(吴 歆)

—— 专家简介 ——

吴 歆

吴歆,上海长征医院风湿免疫科副教授、副主任医师。

现任职中国医师协会风湿免疫科医师分会青年委员会副主任委员、中华医学会风湿病学分会青年委员会委员、上海市医学会风湿病专科分会委员兼秘书、上海市医师协会风湿免疫科医师分会委员、上海市医学会内科学专科分会青年委员会委员等。

82. 强直性脊柱炎只是腰背酸痛，忍忍就可以吗

强直性脊柱炎早期发病非常隐匿。患者通常会出现腰背部或臀部疼痛、僵硬不适的表现，也有患者会半夜痛醒，睡觉时翻身困难，晨起时腰背痛、酸痛伴僵硬，但起身活动后可以明显减轻。这是强直性脊柱炎的典型表现。这时如果忍忍是可以的，但是随病情进展可以由腰椎向胸颈椎发展，出现相应部位疼痛、活动受限或脊柱畸形，最终形成驼背畸形，也就是俗称的"虾人"。

也有部分强直性脊柱炎患者在患病初期或病程中出现外周关节病变，以膝、髋、踝和肩关节居多。其中，髋关节受累的患者更为常见，可以表现为局部疼痛，活动受限。发病年龄越小以及症状以外周关节受累为主的患者更易发生髋关节病变，甚至出现股骨头无菌性坏死，严重影响生活质量。

强直性脊柱炎除了关节表现，也会出现全身表现，可见发热、疲倦、消瘦、贫血等。约有 1/4 的患者在病程中会出现眼色素膜炎，反复发作可以导致视力障碍。跖底筋膜炎、跟腱炎和其他部位的肌腱末端病在本病常见。

可见，若在早期典型腰背痛出现的时候及时干预治疗，即可有效地避免晚期残疾等其他不可逆的后果。

（吴　歆）

83. 强直性脊柱炎能不能根治

强直性脊柱炎是一个全身慢性炎症性疾病，以侵犯中轴骨为特点，同时可以导致外周关节以及关节外症状的出现。目前，强直性脊柱炎的发病机制还并不十分清楚，现有的研究支持强直性脊柱炎是一种遗传、环境、免疫共同作用所导致的疾病。诚然，在现有的基础上，这个疾病还没有根治的办法，但是随着科学技术的不断发展，越来越多的治疗手段的出现和运用，强直性脊柱炎患者完全可以正常的生活和工作。

强直性脊柱炎的治疗目的主要是缓解疼痛僵硬，预防畸形，保护关节功能，

改善生活质量。常用的药物包括非甾体消炎药如双氯芬酸、塞来昔布、依托考昔等；缓解疾病的抗风湿药如柳氮磺吡啶、甲氨蝶呤等，以及生物制剂。生物制剂是风湿免疫性疾病治疗的里程碑。生物制剂的出现，大大改善了强直性脊柱炎患者的预后，保障了患者的生活质量。目前应用在强直性脊柱炎治疗中的生物制剂包括肿瘤坏死因子受体融合蛋白、肿瘤坏死因子抗体类药物等，当然还有很多新的生物制剂亟待面世。

在治疗手段多样化的今天，强直性脊柱炎患者还是可以达到临床治愈或者维持低疾病活动度的状态。如果放弃治疗，可能就真的要面临关节变形，脊柱畸形甚至生活质量严重受损的结果。

（吴　歆）

84. 诊断强直性脊柱炎只拍个 X 线片就行吗

现有研究已证实，当前对强直性脊柱炎的诊断多偏晚。从患者开始出现症状到最后确诊平均延误 5～10 年，从而使相当一部分的患者失去了早期治疗、改善预后的良机，治疗效果大打折扣。强直性脊柱炎患者早期多表现为骶髂关节炎症，发病数月或数年后出现不同程度的骨破坏表现。而临床上可通过影像学检查帮助我们发现骶髂关节炎症。

骶髂关节 X 线对于强直性脊柱炎的诊断至关重要，典型的强直性脊柱炎 X 线表现为骶髂关节面侵蚀硬化、狭窄、融合，脊柱"竹节样"变等，该检查方式便捷、经济，有阳性表现时不难诊断，但 X 线检查的敏感性和分辨力不高，仅能发现已出现骨破坏的病例，不能显示急慢性炎症，易漏诊和延误诊断。因此，对于有明显强直性脊柱炎症状且病程较长的患者，若 X 线检查无阳性发现，可行分辨力更高的骶髂关节 CT 检查，更全面地评估患者的骨关节受累情况，避免漏诊。

但是，反复 X 线、CT 检查对身体有一定的辐射，尤其是一些年龄偏小或者偏大、有生育需求的患者来说，反复的 CT 检查会造成身体的损伤。骶髂关节 MRI 检查对于这类患者以及反复复查的患者来说，无辐射的特点就显得更为安全可靠。同时对于病程较短尚未出现骨破坏的早期病例，骶髂关节 MRI 检查更为敏感且分辨力高，若发现骨髓水肿、脂肪沉积等急慢性炎症表现，则对 X 线检查阴性的脊柱关节病的早期诊断、病情评估及治疗意义重大。因此，CT 和 MRI 检查可以发现 X 线不能显示的骨破坏及炎症表现，临床上对可疑早期病例应于

X 线检查后选择骶髂关节高分辨率 CT 扫描或 MRI 检查明确病情。

（吴　歆）

85. "偏方"真的可以根治强直性脊柱炎吗

　　近年来,生物制剂等药物的研发及应用已为众多强直性脊柱炎患者带来了福音,其大大改善了患者的预后。但由于强直性脊柱炎的确切病因不清,还无法从源头上进行干预。因此,强直性脊柱炎目前还没有根治的办法,治疗的原则是控制症状和炎症、防止关节结构进行性破坏、使患者关节功能和参与社会能力正常化,从而最大限度地提高生活质量。基于大量的临床证据及基础科学研究,目前国内外的专业组织公认,对于强直性脊柱炎的治疗应以非甾体消炎药、生物制剂等药物治疗为主,配合良好的生活方式和适度的功能锻炼,必要时行外科手术治疗。临床上为取得最优的治疗效果,对于每一位患者,还应针对年龄、性别、临床表现、合并症、治疗反应、经济水平等情况进行个体化治疗。目前还没有更多科学依据证实民间"偏方"可以治愈强直性脊柱炎。

　　需要提醒的是:偏方未经科学验证,且不说疗效,安全性也不能保证。有些偏方可能会含有糖皮质激素、非甾体消炎药,剂量不准确,对控制疾病短期或许会有效,但如果停药,可能会令病情复发更为严重。同时如果因为所谓的"偏方"的长期应用,出现肝肾功能、胃肠道受累,那就得不偿失了。

（吴　歆）

86. 治疗强直性脊柱炎打一针激素就可以吗

　　目前国内外公认,强直性脊柱炎的治疗目标为控制炎症,延缓骨关节进行性破坏,保全功能,改善生活质量。治疗方法包括非药物治疗(患者教育、规律锻炼、物理治疗)、药物治疗和外科手术治疗。其中,药物治疗应作为常规手段。强直性脊柱炎药物治疗以非甾体消炎药、控制病情药物以及生物制剂为主。结合患者具体病情进行个体化选择,根据治疗反应调整用药,多可达到较好的效果。激素不是强直性脊柱炎的常规治疗选择,该类药物虽然具有较强的抗炎效果,起效快,但其不能延缓疾病进展,且可合并胃肠道反应、代谢紊乱、高血压、骨质疏松、股骨头坏死等诸多副作用。更为重要的是,现有的医学证据表明强直性脊柱炎中有中轴关节病变的患者口服或静脉全身应用糖皮质激素并无明显获益,除非患者有严重的外周关节(膝关节、踝关节等)受累或眼炎,可考虑局部使用激素治疗,改善关节及眼部症状。因此,通常情况下,对于强直性脊柱炎并不推荐激素治疗,患者应听取专业医生的建议,根据病情选择治疗策略,坚持长期非甾体消炎药、缓解病情药物和生物制剂治疗,定期评估病情,调整用药,以控制疾病活动度,最大化地提高治疗效果。

(吴　歆)

87．强直性脊柱炎只有手术才能治好吗

前文已提到,基于大量的临床证据和科学研究,国内外公认,强直性脊柱炎的治疗应以非甾体消炎药、生物制剂等药物治疗为主,配合良好的生活方式和适度的功能锻炼,多可取得好的治疗效果,仅当疾病晚期或必要时可考虑外科手术治疗。手术治疗不是强直性脊柱炎治疗的常规手段,但如果强直性脊柱炎患者髋关节已经出现强直、股骨头坏死等情况,应该考虑髋关节置换术。对于有严重残疾畸形的脊柱受累患者,可以考虑脊柱矫形术。对于这些病情严重的患者进行手术治疗可使患者重新获得关节运动功能,改善生活质量。

特别提醒

强直性脊柱炎是全身性炎症性疾病,术后患者依然需要在风湿科随诊,根据病情选择药物治疗,配合功能锻炼、物理治疗,防止疾病再度进展和更多畸形的发生。

(吴　歆)

88．患了强直性脊柱炎一定要多休息少活动,是正确的吗

强直性脊柱炎的治疗要想取得满意的效果,最大限度地保持关节的活动度,患者在药物治疗的同时必须配合相应的运动锻炼,把握好活动与休息的关系。在疾病急性发作期,因为炎症而导致关节肿胀或者疼痛可以适当地休息,避免活动加重症状。但在疾病稳定期时,长时间的休息反而会加剧患者的疼痛及韧带肌肉的粘连,不利于疾病恢复。因此提倡强直性脊柱炎患者坚持进行规律有效的运动锻炼,以减轻疼痛、恢复功能,提高患者社会化参与程度,这从某种意义上

来说，也是一种重要的治疗手段。运动锻炼的目标是维持胸廓的活动度，保持脊柱的灵活性，维持肢体的运动功能，防止或减轻因肢体失用而导致的肌肉萎缩，维持骨密度和强度，防止骨质疏松。切不可因为疼痛而卧床不起，不愿活动，这样只会加重病情。

　　运动的强度及频率应根据具体病情而定，推荐强直性脊柱炎患者选择温和、有氧、不负重的运动方式，如游泳、瑜伽、太极拳等，避免篮球、网球等高强度运动。在进行运动时应穿有缓冲作用的训练鞋，减少关节创伤。这些针对脊柱及四肢肌肉的锻炼可以减少僵硬和酸痛感，改善和维持患者的身体姿态，增加肺活量并保持胸廓的弹性，有利于保持疾病的持续缓解和提高患者生活质量。

（吴　歆）

89. 强直性脊柱炎一定会遗传给下一代吗

　　强直性脊柱炎的确切病因不清，但目前研究认为该病是遗传、环境和免疫因素共同作用导致的疾病。尽管研究表明遗传因素 HLA－B27 在强直性脊柱炎的发病机制中非常重要，但其他原因比如目前研究较多的肠道感染等也不可忽视。人群中约有 10％ 的人携带 HLA－B27 阳性基因，其中仅有 10％ 的 HLA－B27 阳性携带者会罹患强直性脊柱炎。同时，强直性脊柱炎是个复杂遗传性疾病，其遗传模式目前还没有研究清楚，仅有遗传因素并不能导致疾病发生。现有证据表明，强直性脊柱炎对新生儿不良影响小，对妊娠并发症，如自发性流产、早产、滞产以及先兆子痫的发生均无明显增加。因此，强直性脊柱炎患者对于生育、遗传问题不必过度担忧，但应注意在生育前应听取风湿科医生的建议，在积极治疗的同时调整策略，避免副作用较大的药物（如沙利度胺），提高生育的成功率及质量。女性患者在怀孕过程中更应接受风湿科及妇产科医生的指导，控制好疾病活动度，避免加重病情，密切监测骨盆受累情况，选择合适的分娩方式，以利于胎儿正常发育和顺利分娩。

（吴　歆）

90. HLA－B27 阳性就是强直性脊柱炎吗

　　自 1973 年发现 HLA－B27 与强直性脊柱炎有关联以来，科学家们对这两者做了相当多的研究。在我国，超过 90％ 的强直性脊柱炎患者其 HLA－B27 为阳性,而普通人群中 HLA－B27 的阳性率为 5％左右,但我国强直性脊柱炎的总体患病率只有0.3％左右。换而言之,在 HLA－B27 阳性者中只有6％左右最终患上强直性脊柱炎。但如果你的父母或兄弟姐妹中已有强直性脊柱炎患者,并且你的 HLA－B27 又是阳性,则你患强直性脊柱炎的可能性高达 10％～30％。上述资料也间接说明,绝大部分 HLA－B27 阳性者并不会罹患强直性脊柱炎。但如果你的 HLA－B27 阳性,而且有强直性脊柱炎的症状,如腰痛或臀部痛,且久坐或久卧后加重或有僵硬感,则很有可能已患上强直性脊柱炎。

科学家把人类 HLA－B27 基因转入小鼠体内,如果这些小鼠在无菌环境中饲养并不会出现脊柱炎,只有当这些小鼠饲养在普通环境(即有常居菌群的环境),才会出现脊柱炎。这一现象有力地证明了遗传因素和环境因素共同参与强直性脊柱炎的发病。目前认为,泌尿生殖道的沙眼衣原体感染或肠道耶尔森菌、沙门菌和志贺菌等病原体感染,有可能触发强直性脊柱炎的发病。

特别提醒

HLA－B27 阳性不等于强直性脊柱炎。HLA－B27 阳性者罹患强直性脊柱炎的风险比普通人群高,生活环境中如果没有诱发因素,HLA－B27 阳性者将不会发生强直性脊柱炎。少数 HLA－B27 阴性者也有可能罹患强直性脊柱炎。

（戴生明）

91. HLA－B27 是什么

HLA 这 3 个字母是人类白细胞抗原(human leukocyte antigen)的英文首字母缩写。人类白细胞抗原的主要功能是帮助机体识别"自我"或"非我"成分,因此接受器官移植的患者在手术前都要检查配型,即捐献器官者的人类白细胞抗原是否与接受器官患者的人类白细胞抗原相合。相合度的高低将决定排异反应的轻重。人类白细胞抗原有上百种,分别用字母加数字命名,HLA－B27 抗原只是其中一种。

HLA－B27 抗原是一种蛋白分子,它是由人体内 HLA－B27 基因编码的。HLA－B27 基因位于人类第 6 号染色体的短臂上。父母双方分别把自己的一半HLA 遗传给下一代,这也就是法医能够做亲子鉴定的理论基础。HLA－B27 基因是显性基因,在遗传过程中,如果父母双方中只要有一方是 HLA－B27 阳性,那么他们的下一代出现 HLA－B27 阳性的概率至少为 50％。

　　因为 $HLA-B27$ 基因是来自父母的遗传，因此如果你的 $HLA-B27$ 是阳性的话，是不可能转阴性的，同样如果你原来是 $HLA-B27$ 阴性的话，在将来也不可能转为阳性，所以也就没有必要重复化验 $HLA-B27$。当然任何化验都不可能是绝对准确的，偶尔会出现两次化验 $HLA-B27$ 的结果不一致，这是化验误差所致，而不是 $HLA-B27$ 会由阳性转为阴性。

特别提醒

　　父母双方中只要有一方是 $HLA-B27$ 阳性，其子女出现 $HLA-B27$ 阳性的概率至少为 50%，而且终身不会发生变化。

（戴生明）

92. 强直性脊柱炎会损害关节以外的器官吗

　　会的。强直性脊柱炎是一种主要侵犯脊柱和骶髂关节，并不同程度累及周围关节的慢性进行性炎性疾病。除了侵犯脊柱和周围关节，强直性脊柱炎还会损害关节外的其他脏器和组织，造成不同程度的眼、胃肠道、肺、心、肌肉、皮肤等的病变。

　　(1) 累及眼睛：30%～50%的强直性脊柱炎患者在患病期间并发葡萄膜炎、虹膜炎等眼部疾患，如果治疗不充分，可能会导致虹膜粘连，视力下降，视野变形，白内障，甚至失明。

　　(2) 并发炎性肠病：5%～10%的强直性脊柱炎患者会合并发生炎性肠病。炎性肠病起病隐匿，诊断困难，复发率高。伴随着疾病的进展，肠道狭窄以及穿孔等严重并发症的发生率逐年增高。患者最终因病致残，社交能力明显下降，很多患者因病脱离社会。

　　(3) 伴发银屑病：10%～20%的强直性脊柱炎患者会伴发银屑病，这个病大家都不陌生，以全身皮肤弥漫性潮红、肿胀和脱屑为主要表现。银屑病病程较长，易复发，有的患者几乎终身不愈，严重影响患者和家属的工作生活质量。

特别提醒

　　强直性脊柱炎患者一定要到医院风湿免疫科进行全面检查，及早发现关节外的病变，及时治疗，以免错过疾病的最佳治疗时机。

（戴生明）

93. 强直性脊柱炎患者有什么日常保健方法吗

有的。强直性脊柱炎患者在日常生活中应做到以下几点。

(1) 树立信心:强直性脊柱炎虽然是一种可致残的疾病,但又是经过长疗程综合治疗完全可以控制的疾病。要做好长期治疗的心理准备,树立持之以恒的思想。抑郁等不良心情可导致全身各器官循环减慢,抵抗力下降,容易引起其他疾病。要树立健康向上的心志,配合外部治疗使本病逐渐好转。

(2) 预防感染:胸廓受累易发生肺部感染,应每日进行扩胸运动及深呼吸,同时补充营养以增强抵抗力。最好能每日定时开门窗,通风换气半小时。

(3) 饮食指导:饮食宜富营养、易消化,多食富含蛋白质、维生素、钙、铁等食物,忌食辛辣、肥腻、烟酒等刺激性食物。饮食宜多样化,保持营养均衡。另外,还可以从中医的角度进行饮食调养,适当进食葱、花椒、大蒜等,有抗风驱寒邪的效果。

(4) 功能锻炼:多做下列运动可保持脊柱的灵活性。①深呼吸:每日早晨、工作休息时间及睡前均应常规做深呼吸运动,深呼吸可以维持胸廓最大的活动。②颈椎运动:头颈部可做向前、向后、向左、向右转动,以及头部旋转运动,以保持颈椎的正常活动度。③腰椎运动:每日做腰部运动,前屈、后仰、侧弯和左右旋转躯体,使腰部脊柱保持正常的活动度。④肢体运动:可做俯卧撑、斜撑,下肢前屈后伸,扩胸运动。

脊柱和髋关节有轻度屈曲畸形的患者,每日可进行 1~2 次的俯卧,每次 15~30 分钟,利用自身体重做对抗性牵引,以达到纠正畸形的目的。病情允许的情况下,在适宜的水温下游泳,既有扩胸运动又有肢体运动,还有助于增加肺功能和维持脊柱的正常生理曲度,是强直性脊柱炎最适合的全身运动,但严禁跳水。

跑步有可能加重强直性脊柱炎的症状,增加关节疼痛,尤其是髋关节受累者更不宜提倡。

特别提醒

(1) 卧硬板床的重要性:海绵床或席梦思床,其凹性可加重病痛而产生被动体位,久而久之则会导致脊柱侧弯。硬板床则由于其表面硬,使躯干在卧床时不能弯曲,使脊柱呈生理位,从而对预防脊柱畸形起到控制作用。因此,一旦患病必须睡硬板床,睡卧低枕或不用枕以减少颈椎前弯。

（2）保持正确的姿势：无论处在急性期还是慢性期均应保持正确的姿势，即站立时应尽量挺胸、收腹和双眼平视，坐位时应尽量挺直腰背。定期测量身高，保留身高记录是防止不易发现的早期脊柱侧弯的一个良好措施。

（戴生明）

94. 强直性脊柱炎经治不痛了，是不是可以不用吃药了

不对。不痛了也要定期随访，在医生指导下坚持用药。

非甾体消炎药(如双氯芬酸钠、布洛芬、美洛昔康、吲哚美辛等)可以迅速有效地控制炎症，缓解疼痛。患者服用上述药物后，腰背痛和关节痛常可得到控制。但是，关节内部的病变(如附着点炎、软骨下破坏及骨侵蚀等)过程并未真正停止，只有较长时间应用非甾体消炎药及改善病情的药物(常用的有柳氮磺吡啶、甲氨蝶呤、来氟米特等以及近年来上市的生物制剂)，才能有效地抑制病情的进展。

要定期到医院随访，在医生的指导下调整用药，千万不要自行随意停药。

特别提醒

有些患者相信夸大疗效的广告，通过邮寄方式或在东南亚和港澳地区购买所谓的"特效药"。这些药物中大多含有大量激素，服用这种药物后，疼痛可以在短期内得到缓解，患者就此停止了进一步就医，不再找专科医生诊治。在服药一段时间后，需要服用"特效药"的量越来越多，但却不再能很好地控制症状。等到体形变胖，甚至出现压缩性骨折、消化道出血等副作用后方知上了当，但已错失了早期诊断和治疗的良机。因此，一定要到正规医院的风湿免疫科就诊，接受规范治疗，以免劳民伤财。

（刘　彧）

◀ 上海市同仁医院风湿免疫科公众号

95. 儿童强直性脊柱炎与成人的强直性脊柱炎一样吗

儿童强直性脊柱炎，也称为与附着点炎症相关性关节炎（ERA）。首先我们来明确一下概念，附着点是指韧带、肌腱或关节囊附着于骨骼的位置。附着点出现的炎症表现为局部的触痛、肿胀和活动时疼痛。这一型最常见的表现是少关节炎，最常见的累及部位是膝部和足跟跟腱附着处。这一型的患者存在关节炎合并附着点炎症，伴有下列至少 2 项：①骶髂关节（后腰部）压痛或炎症性腰骶部及脊柱疼痛，而不局限在颈椎。②血液检测发现 HLA－B27 基因阳性。③6 岁以上发病的男性患儿。④急性或症状性葡萄膜炎（通常有红、痛或畏光）。⑤家族史中一级亲属有强直性脊柱炎（AS），或与附着点炎症相关的关节炎，或炎性肠病性关节炎，或瑞特综合征。

成人强直性脊柱炎是一种主要侵犯脊柱，并累及骶髂关节和周围关节的慢性进行性炎性疾病。HLA－B27 在强直性脊柱炎发病中是一个重要的因素。但是应当看到，一方面 HLA－B27 阳性者并不全部都发生脊柱关节病；另一方面，有 5%～20% 的脊柱关节病患者检测 HLA－B27 呈阴性，提示除遗传因素外，还有其他因素影响强直性脊柱炎的发病。因此，HLA－B27 在强直性脊柱炎表达中是一个重要的遗传因素，但并不是影响本病的唯一因素。

所以儿童强直性脊柱炎从分类标准来看，部分可能会发展到成人的强直性脊柱炎。早期经过正规治疗，部分患儿的外周关节炎可达临床无疾病活动状态；累及骶髂关节和 HLA－B27 阳性的儿童强直性脊柱炎患儿发展到成人强直性脊柱炎的风险高于其他患儿，需要密切随访，积极治疗。

（刘海梅）

—— 专家简介 ——

刘海梅

刘海梅，副主任医师，就职于复旦大学附属儿科医院风湿科。2012 年赴美国辛辛那提儿童医学中心风湿科参观学习。

主要从事儿童风湿性疾病的临床和科学研究。

银屏病关节炎

96. 什么是银屏病关节炎

银屏病俗称牛皮癣，该病好发于青壮年，临床表现以红斑、鳞屑为主，全身均可发病，以头皮、四肢伸侧较为常见，多在冬季加重。部分患者除了皮肤损害外，还出现关节和周围软组织的疼痛、肿胀、压痛、僵硬和运动障碍。该部分患者，被皮肤科医生称为"关节病型银屏病"，被风湿科医生称为"银屏病关节炎"。约75％的患者皮疹出现在关节炎之前，两者同时出现者约15％，皮疹出现在关节炎之后的患者约10％。

银屏病关节炎的临床表现复杂，可累及全身大小关节，部分可累及脊柱，但以末端指（趾）节间关节病变最具特征性。

依据临床特点，关节炎分为 5 种类型：①非对称性单关节炎，此种类型占5％～10％，主要表现为手指和脚趾远端指（趾）节间关节的炎症，呈弥漫性指（趾）肿胀，呈腊肠状，同时伴有指甲的损害。②非对称性少关节炎，此种类型占50％～70％，可同时影响 2～3 个关节。③对称性多关节炎，此种类型占15％～25％，临床表现类似类风湿关节炎，但血清类风湿因子阴性。④脊柱关节炎，此类型占20％～30％，多见于男性患者，典型的表现为骶髂关节炎，可伴有或不伴有脊柱炎，与 HLA－B27 抗原密切相关。因为这些特点，银屏病关节炎又常被归类为脊柱关节病的一种。⑤残毁性关节炎，此类型约占 5％，关节炎表现为持续进展并导致骨溶解、严重的畸形和关节强直。

特别提醒

多数情况下，患者先有银屏病，后有银屏病关节炎，但也有例外。银屏病患者或亲属，如果出现关节痛或关节炎，应当主动告诉医生有关银屏病的病史或家族史。

（戴生明）

97. 银屑病关节炎需要用免疫抑制剂吗

银屑病关节炎的治疗药物分为两大类：①消炎止痛药，属于"治标药"，这类药物不仅有止痛作用还有抗炎作用。②缓解病情抗风湿药（DMARD），属于"治本药"，可防止病情恶化及延缓关节结构的破坏。传统的"治本药"，主要包括甲氨蝶呤、来氟米特、柳氮磺吡啶、环孢素和雷公藤总苷等，它们可减轻疾病的活动性及延缓关节结构的损伤，即有助于阻抑疾病发展，所以被称作"改变病情抗风湿药"。它们又因为起效时间长，往往需几周甚至几个月才出现作用，所以又被称作"慢作用抗风湿药"。

其中甲氨蝶呤、环孢素、来氟米特、雷公藤总苷，因具有免疫抑制作用，又被称作免疫抑制剂。因银屑病关节炎的发病与体内免疫系统发生异常的过度反应有关，适当应用免疫抑制药，有助于控制病情的发展。只要应用的剂量规范，对绝大多数患者是安全的（即没有不良反应），患者不必恐惧"免疫抑制剂"。

特别提醒

对于大多数银屑病关节炎患者，需要应用甲氨蝶呤、环孢素、来氟米特或雷公藤总苷等具有免疫抑制作用的药物，以减轻疾病的活动性及延缓关节结构的损伤。

（戴生明）

98. 使用免疫抑制剂是为了改善银屑病关节炎的皮损还是关节症状

对于银屑病关节炎，除了消炎止痛药外，一般需用慢作用抗风湿药（DMARD）防止病情恶化及延缓关节结构的破坏。如单用一种 DMARD 无效时也可联合用药，例如甲氨蝶呤作为基本药物，加柳氮磺吡啶。以下简述几种常用的 DMARD。

（1）甲氨蝶呤：对皮损和关节炎均有效，可作为首选药。可口服、肌内注射或静脉注射，开始每周 1 次 7.5～10 毫克，如无不良反应，症状较重者可逐渐增加剂量至每周 15～25 毫克，待病情控制后逐渐减为维持量。服药期间应定期查血常规和肝功能。

（2）柳氮磺吡啶：对外周关节炎有效，但对皮疹无效。从小剂量逐渐加量有助于减少不良反应，使用方法为每日小剂量（0.75～1.0克）开始，之后每周增加适宜剂量，如疗效不明显可增至最大量（每日 2.0～3.0 克），服药期间应定期查血常规和肝功能。

（3）雷公藤总苷：系从中药提取，具有抗炎止痛及免疫抑制双重效应，对皮损和关节炎均有效。常用剂量为每日 3 次，每次 20 毫克。因雷公藤总苷具有性腺毒性，青壮年患者尤其绝经期前妇女不宜应用。

（4）环孢素：美国 FDA 已通过将其用于重症银屑病治疗，对银屑病皮损和关节炎均有效。服药期间应监测血常规、血肌酐和血压等。

（5）来氟米特：对皮损和关节炎均有效，适用于中、重度患者。常用剂量为每日 20 毫克。不良反应有脱发、腹泻、皮肤瘙痒等。

特 别 提 醒

甲氨蝶呤、环孢素、来氟米特、雷公藤总苷，因具有免疫抑制作用，因此又被称作免疫抑制剂，它们对患者的皮疹和关节炎均有效。

（戴生明）

99. 银屑病关节炎能用生物制剂吗

生物制剂的共同特点是，均为蛋白质类药物，采用基因工程技术生产。这类药物口服无效，必须注射给药。

生物制剂属于新型"治本药"，相对于传统"治本药"，生物制剂一般在数日内即起效，且作用强度大大提高，并可有效地预防关节结构损害，对指（趾）炎和肌腱端附着点炎也有效，而且对银屑病皮疹也很有效。

能用于治疗银屑病关节炎的生物制剂，主要包括高度选择性阻断具有致病作用的肿瘤坏死因子（TNF）的重组人 II 型肿瘤坏死因子受体-抗体融合蛋白（益赛普、强克）、依那西普（恩利）、英夫利昔单抗（类克）、阿达木单抗（修美乐）等。另外还有阻断 IL－12、IL－23 或 IL－17 的生物制剂在国外已上市，对银屑病关节炎也有效。但选择性阻断 IL－6 的托珠单抗（雅美罗），因缺乏效果，不适用于银屑病关节炎的治疗。

生物制剂主要适用于中、重度银屑病关节炎或传统药物治疗效果不佳的银屑病关节炎患者。对于银屑病关节炎患者，在应用生物制剂时，一般还联合应用

甲氨蝶呤或来氟米特，一方面可以增强疗效，另一方面在停用生物制剂时，继续
服用甲氨蝶呤或来氟米特可减少病情的复发。

特别提醒

　　生物制剂主要适用于中、重度银屑病关节炎或传统药物治疗效果不佳的银
屑病关节炎患者。在应用生物制剂时，一般还联合应用甲氨蝶呤或来氟米特。

（戴生明）

100. 病情老有反复，关节仍肿痛，是否要换药或者加量

　　对于顽固的银屑病皮疹或银屑病关节炎，可用甲氨蝶呤、来氟米特、雷公藤
总苷或者环孢素等免疫抑制剂治疗。该类药物的起效时间为 1～2 个月，在 6 个
月以内疗效将逐渐呈现出来，此时不用着急。如持续用药 6 个月以上仍有关节
肿痛，应调整治疗方案，如果原剂量偏小可适当加大；如果剂量已用到最大量则
可考虑换另一种；如果原来只用一种也可改为两种药物联用，但需注意不良反应
的风险可能会增加；在应用甲氨蝶呤或来氟米特的基础上，加用生物制剂，将可
以大大提高疗效。

特别提醒

　　在银屑病关节炎的治疗过程中病情老有反复，应找有经验的医生调整治疗
方案。

（戴生明）

101. 使用免疫抑制剂如何防护感染

　　顾名思义，免疫抑制剂具有抑制免疫的作用，即降低人的抵抗力，因此会增
高感染的风险。但在常规剂量下，甲氨蝶呤、来氟米特、雷公藤总苷继发感染的
风险很小，而环孢素继发感染的风险则有所增加。最好的防护措施是减少药物
剂量(但会降低疗效)和避免接触感染源。

　　如果用药后出现血白细胞进行性下降，则应停用该种药物或减少其剂量，具
体措施应由有经验的医生决定。如果用药后血白细胞只是略低于 4×10^9/升，

且相对稳定，可不予处理。

特别提醒

免疫抑制剂一定要在有经验的医生指导下使用，且需要定期复诊、化验，以免发生不良后果。

（戴生明）

102. 治疗银屑病关节炎如何防止药物伤肝

大多数药物(包括酒类饮品)进入人体后，会被肝脏代谢，可能会造成潜在的肝损害。免疫抑制剂和消炎止痛药也不例外，对于少数患者可能会诱发肝功能损害，其中以甲氨蝶呤的发生风险相对高于其他药物。因此在刚开始治疗的前3个月内，需要每月化验肝功能，之后可以每3个月化验或自觉身体不适时化验。对于乙肝病毒携带者，应慎用免疫抑制剂。对于活动性肝炎或转氨酶异常升高3倍以上的患者，应禁用免疫抑制剂。

在每周服用甲氨蝶呤的第2日或第3日服用1片(5毫克)叶酸，可以明显减少甲氨蝶呤诱发的口腔溃疡、肝转氨酶升高、胃肠不适等不良反应，且不降低甲氨蝶呤的疗效。但任何事情都是物极必反，如果每日服用叶酸将不仅拮抗甲氨蝶呤，还减少甲氨蝶呤的吸收、降低其血药浓度，降低疗效。在门诊时也经常发现一些患者，因为每日服用叶酸1～2片(5～10毫克)而降低了甲氨蝶呤的疗效，致使病情一直得不到有效控制。

特别提醒

服用任何药物都有可能伤肝，患者需要定期复诊、化验，及时发现潜在的不良反应，可避免不良后果的发生。

（戴生明）

痛 | 风 |

103. 别嘌醇过敏的患者可以用非布司他吗

别嘌醇会发生过敏反应大家都有认识,就现有的数据中约 2% 的患者服用别嘌醇后可能出现严重过敏反应,包括病死率很高的严重皮疹,因此在服用别嘌醇前推荐检测 $HLA-B^*5801$ 基因,如出现阳性的结果,则避免使用别嘌醇,以免发生严重的不良反应。

别嘌醇引起过敏反应主要是其代谢产物氧嘌呤醇,由于非布司他是非嘌呤类黄嘌呤氧化酶抑制剂,与别嘌醇的化学结构和代谢产物不同,因此目前没有证据表明非布司他与别嘌醇会出现交叉过敏反应。也就是说非布司他可以用于别嘌醇过敏或 $HLA-B^*5801$ 基因检测阳性的患者。

但对于新上市的非布司他,是不是就绝对安全呢?答案一定是否定的。俗话说:是药三分毒,不可能有任何药物是绝对安全的,对于非布司他也同样适用。随着非布司他药物上市前的药物临床试验和上市后在临床中广泛使用,肝功能异常、腹泻、头痛、恶心和皮疹等都是其使用过程中可能存在的不良反应。对于非布司他导致皮肤过敏反应,国外最早在 2009 年就有个案报道。近年来,随着使用的增加,其导致严重皮肤过敏反应的病例国内外也偶有报道,但具体的发生率有多少仍有待进一步的统计和分析。

特别提醒

目前非布司他过敏发生率及相关情况尚缺乏上市后的大样本量数据调查结果,因此如果服药过程中出现了皮疹等不良反应,也应当及时告知主治医生,记录并停用,避免发生严重的不良反应。

(杨　雪　邹和建)

—— 专家简介 ——

邹和建

邹和建,复旦大学附属华山医院风湿免疫科教授、主任医师、博士研究生导师。复旦大学附属华山医院党委副书记、纪委书记；华山医院北院常务副院长；华山医院伦理委员会（HIRB）主席，复旦大学风湿、免疫、过敏性疾病研究中心主任，复旦大学附属华山医院分子与转化医学研究所所长；国际硬皮病临床与研究协作网（InSCAR）副主席。

主要从事痛风发病机制及遗传学研究、系统性硬化病（硬皮病）发病机制研究，以及调节性 T 细胞对类风湿关节炎发病的机制研究。

104. 吃小苏打能降尿酸吗

小苏打即碳酸氢钠，属于碱化尿液的药物。碱化尿液的药物可使尿液 pH 值升高，从而可以促进尿酸盐溶解，防止尿酸盐结晶沉积于肾小管或在尿酸排出过程中形成尿路结石，因此碱化尿液的药物可促进尿酸盐从尿液中排出，辅助降低尿酸水平及减少尿路结石形成。由此可见，小苏打本身降尿酸作用有限，只能作为降尿酸的辅助用药，高尿酸患者还需联合使用其他降尿酸药物，而不是单纯依赖小苏打片。

我们可以通过定期监测尿常规来了解尿液碱化的程度，当尿常规中尿液 pH<6.0 时，称为酸性尿，尿酸呈过饱和状态，尿液中溶解的尿酸减少，随尿液排出的尿酸也减少；当尿液 pH 值介于 6.2～6.9 时，大部分尿酸以阴离子尿酸盐的形式存在，尿酸结石最容易溶解并随尿液排出体外；但如果尿液 pH>7.0 时，则称为碱性尿，容易形成草酸盐结石。因此，在降尿酸过程中，我们应定期监测尿 pH 值，保证尿 pH 值维持在 6.2～6.9，有利于尿酸的排出。

临床中使用尿液碱化剂的指征包括：酸性尿，尿 pH<6.0；每日尿中尿酸排泄量达 800 毫克以上者；使用促进尿酸排泄的药物时；有尿路结石或既往有尿路结石者；有痛风性肾病者。

特别提醒

碳酸氢钠片（小苏打片）的常规用法：每次 0.5～1.0 克（1～2 片），每日 3 次，对合并高血压和心功能不全的患者慎用。

（杨　雪　邹和建）

105. 降尿酸药为什么一吃就痛

我们在门诊经常会遇到这样的情况，患者因为痛风、血尿酸高来就诊，医生处方降尿酸药，比如别嘌醇、苯溴马隆或者非布司他。但是无论哪种药物，有些患者服用没有几日，痛风却又开始发作了。遇到这种情况，不少患者十分困惑，有些甚至认为医生开错了药。

其实这背后隐藏着科学道理，短期血尿酸的快速下降，会诱发痛风的急性发作。这是因为随着降尿酸药物起效，当血尿酸低于 360 微摩/升关节里尿酸盐晶体开始松动溶解，尿酸钠微晶体被释放到关节里，从而诱发了急性炎症。这时候大部分患者检测血尿酸，往往血尿酸已经小于 360 微摩/升或者 300 微摩/升以下了，如果患者在这时放弃治疗，那未免太过可惜。在这个时候痛风的频繁发作说明关节里的尿酸盐晶体开始减少了，这反而是个好现象。在这个时候，我们更加应该坚持服用降尿酸药物而不是停用。

那怎样避免降尿酸过程中的关节痛呢？我们可以在开始降尿酸的半年时间里每日与降尿酸药一起联合使用 0.5 毫克或 1 毫克的秋水仙碱或者是低剂量的消炎止痛药来进行痛风急性炎症发作的预防。这样就可以避免在降尿酸初期因为尿酸钠微晶体释放而诱发的急性炎症了。

特别提醒

降尿酸过程中急性痛风预防用药分为三大类：秋水仙碱、解热镇痛药、小剂量糖皮质激素。预防用药的药物剂量低于平时痛风急性发作时的药物使用剂量。长期使用需在医生指导下选择合适的预防药物，避免药物不良反应。

（薛　愉　邹和建）

—— 专家简介 ——

薛　愉

薛愉，复旦大学附属华山医院风湿免疫科副主任医师。

上海市医学会风湿病专科分会委员兼秘书，中华医学会风湿病学分会青年委员。

主要从事自身免疫性疾病的临床和科研工作，主要研究方向有痛风和硬皮病的发病机制和干预策略。

106. 血尿酸高就是痛风吗

现在生活水平都提高了,大家吃得多,动得少,很多人体检的时候,发现尿酸值超过了正常。目前无论男女,只要血尿酸超过 420 微摩/升就是高尿酸血症。这是因为超过 420 微摩/升后,就达到了尿酸在血液中的饱和浓度,尿酸就容易以晶体的形式沉积下来,而导致一系列对人体的危害。痛风是指在血尿酸增高的情况下,尿酸盐晶体沉积在关节腔里,诱发急性关节的炎症。患者还可以有肾脏尿酸结石存在,引起肾绞痛、肾积水、肾脏功能减退;长期痛风发作的患者,还会有尿酸盐晶体聚集在关节周围形成痛风石。

那么,高尿酸血症与痛风到底是什么关系? 高尿酸血症是否就是痛风呢? 首先,高尿酸血症是痛风发生的先决条件。只有长期血尿酸增高的人才会演变为痛风,没有高尿酸血症就没有痛风。

但是高尿酸血症是不是一定会发展为痛风? 事实并非如此。在高尿酸的人群中,大概只有 10% 的人会最终发展为痛风。这与遗传上的易感性,是否具备痛风的诱发因素相关。

特 别 提 醒

既然是血尿酸超过 420 微摩/升才算高尿酸血症,但是我们一定要把血尿酸长期控制在 360 微摩/升或者 300 微摩/升以下。这是因为我们人体关节的温度和身体内脏的温度比起来要低。温度低不利于物质的溶解,尿酸也一样,在温度低的地方,溶解度越低,根据关节的温度来推算,在关节里尿酸的饱和溶解度降到了 360 微摩/升。所以对关节里有尿酸盐晶体的朋友来讲,血尿酸要控制在 360 微摩/升以下,关节里的尿酸就会逐渐溶解,重新回到血液里,从肾脏和肠道排出。对于有痛风石的朋友,则要求控制在 300 微摩/升以下,这样会溶解得更快。

(薛　愉　邹和建)

107. 秋水仙碱还能吃吗

痛风患者对秋水仙碱并不陌生,在急性痛风发作的时候,很多患者都用过秋水仙碱。用法呢,大概都是根据说明书介绍的:在痛风发作后每小时用 0.5～

1 毫克，一直用到腹泻为止，24 小时最大的用量是 6 毫克。经过这样的治疗，急性痛风一般都能得到缓解，但是在这个过程中，患者确实非常受罪，可能会有腹胀、腹痛和腹泻等副作用。很多患者会被它的副作用吓退。其实秋水仙碱的这个大剂量用法有很大的毒副作用，已经不被采纳。

最近的研究发现，小剂量的秋水仙碱，也就是每日小于 2 毫克，它的有效性和之前提到的大剂量秋水仙碱相似，但是副作用却大大减少了。因此，我们现在都提倡使用小剂量的秋水仙碱。我给大家介绍一下详细的用法，我们在急性痛风发作后的 12 小时以内用秋水仙碱，效果是比较好的。我们首先服用 1 毫克秋水仙碱，在之后的 1 小时再服用 0.5 毫克，接着在发作后的 12 小时，继续服用 0.5 毫克，这样头一日的用药就结束了。从第 2 日开始，我们每日用 2～3 次，每次 0.5 毫克秋水仙碱，这样大约 1 周的时间，痛风一般都能得到缓解。

秋水仙碱还有一个非常重要的作用，就是预防降尿酸过程中的急性痛风发作。我们在降尿酸治疗的初期，是强调预防急性痛风发作治疗的。而秋水仙碱就是国内和国外指南首选的预防发作用药。剂量为每日 0.5～1 毫克，需要根据肾功能做出调整。用药的时间一般是从开始降尿酸治疗，到降尿酸后的 6 个月。

特别提醒

在使用秋水仙碱期间，只要我们能很好地检测血常规、肝肾功能等指标，注意躯体症状的一些变化，就能很好地预防秋水仙碱的副作用。

（刘　磊　邹和建）

108. 使用别嘌醇需要注意哪些

痛风患者对别嘌醇应该并不陌生，是非常常用的降尿酸药物。别嘌醇的用法用量十分关键。对于肾功能正常的患者，别嘌醇的起始用量是每日 100 毫克，降尿酸的初期，需要每 2～4 周复查血常规、肝肾功能，如果肝肾功能这些都没有出现异常，医生会根据血尿酸水平调整别嘌醇的用量。一般说来，要使血尿酸达标，别嘌醇的用量应该在 300 毫克左右，也就是说，从用别嘌醇开始，可能需要 3 个月甚至更长的时间，患者的血尿酸才能达标。

别嘌醇除了可能会对肝肾功能有影响外，过敏反应也是比较常见的。特别是如果一旦发生严重的过敏反应，是有可能危及生命的。而要避免过敏反应，首先是要根据肾功能调整药量，肾功能不全的患者用别嘌醇就需要非常小心。其次，就是药物应当慢慢加量，千万不能一开始就用 200 毫克或 300 毫克这样的剂量。

特别提醒

对于别嘌醇的过敏反应，还可以检测 $HLA-B^*5801$ 基因，特别是亚裔人群，别嘌醇重症药疹的发生与 $HLA-B^*5801$ 基因密切相关。如果基因是阳性的，应避免使用别嘌醇，如果是阴性的，也不代表一定不会发生过敏反应，只是过敏反应的概率就非常低了，还是应当从小剂量开始慢慢加量。

（刘　磊　邹和建）

109. 痛风关节怕冷还是怕热

痛风性关节炎分为发作期和缓解期。发作期就是指尿酸盐晶体在关节里引起的急性关节炎症，这时候的关节往往发红、肿胀、发烫、疼痛难忍。而缓解期就是平时关节不痛的时候。那首先我要告诉大家，痛风性关节炎处于不同时期，喜好也不一样。

先说发作期，痛风性关节炎发作时喜冷不喜热。也就是说这个时候该选择冷敷。如果有些患者在这个时候，选择热敷或者热水浸泡疼痛关节，比如说泡脚，这就不对了。虽然温度升高有利于尿酸晶体的溶解，但是炎症时期热敷会使局部血管扩张，促使更多炎症细胞聚集到炎症部位，加重关节肿胀和疼痛。在这个时候，冷敷则有利于血管的收缩，减轻炎症细胞的聚集，减少关节炎症的渗出和肿胀，减少对感觉神经的压迫。另外，冷敷使局部降温，使感觉神经对炎症释放的疼痛物质反应迟钝，最终起到减轻疼痛的效果。

而在缓解期，关节虽然不痛，但是因为长期血尿酸的增高，在关节里已经沉积了很多尿酸盐晶体。这时候的关节既不喜冷也不喜热。冷敷使温度降低，可以使局部血液循环中尿酸的溶解度下降，会加重尿酸盐析出，促进尿酸盐晶体的形成。显然，这是我们不愿意看到的情况。那关节为什么也不喜欢热敷呢？这是因为虽然温度升高有利于局部关节内尿酸盐晶体的溶解，但尿酸盐溶解时会产生微小晶体，从而反复诱发关节的炎症。所以在平时缓解期我们建议对关节进行保暖即可，没有必要对关节进行特别的热敷治疗。

但是对于除了痛风还有其他原因引起的慢性关节炎的朋友来说，比如类风湿关节炎、老年性骨关节炎、慢性关节损伤等，热敷是一种很好的辅助治疗方法。

特别提醒

不管是冷敷还是热敷，都要以自己皮肤、关节能够承受的温度来进行，如果引起不适，则没有必要坚持。另外，冷敷或热敷都不能替代口服药物，仅仅是辅助治疗，痛风患者还是需要进行正规口服药物治疗。

（薛　愉　邹和建）

110. 痛风患者吃哪种降尿酸药最好

降尿酸药物主要可分为抑制尿酸生成的药物和促尿酸排泄药物两大类。每种药都有自己的适宜人群与使用禁忌证，因此针对患者的不同情况，在医生的帮助下找到最适合的，才是最好的药物，不能一概而论。

别嘌醇和非布司他属于抑制尿酸生成药物，从"源头"上抑制尿酸生成。降尿酸药物治疗应从小剂量开始，视患者情况逐步增加。别嘌醇主要通过抑制嘌呤代谢中黄嘌呤氧化酶而抑制尿酸的生成，别嘌醇的起始剂量不应超过 100 毫克/日，中、重度慢性肾功能不全的患者应该从更小的剂量（50 毫克/日）开始，然后逐渐增加剂量，找到适合的维持剂量。对于服用剂量大于 300 毫克/日的患者，应该注意瘙痒、皮疹和肝酶增高的情况，以便尽早发现严重药疹。长期用药者需定期监测血常规、肝功能。非布司他的作用机制与别嘌醇相同，但因其具有独特的非嘌呤分子结构，能更特异性地抑制黄嘌呤氧化酶。非布司他的获准适应证为具有痛风症状的高尿酸血症患者，可用于治疗轻、中度肾功能或肝功能不全的痛风患者，但不推荐用于无症状的高尿酸血症患者。非布司他的推荐初始剂量为 40 毫克/日；2 周后，对血尿酸水平仍大于 360 微摩/升的患者，推荐提高剂量至 80 毫克/日。非布司他的常见不良反应包括肝功能异常、胃肠道反应、皮疹和心血管系统的不良反应等，但其不良反应较少并可用于轻、中度肝功能或肾功能不全患者。

苯溴马隆能抑制尿酸在肾小管的重吸收，促进尿酸排泄，降血尿酸作用较强，成人推荐剂量为 50～100 毫克/日。苯溴马隆应从小剂量开始。该药不应用于痛风石或尿路结石的患者。在用排尿酸药物治疗过程中，须监测尿 pH 值，合并使用碳酸氢钠等酌情碱化尿液的药物，使尿 pH 值维持在 6.2～6.9，并多饮水，保持每日尿量在 2 000 毫升以上，以利于尿酸排出。其他不良反应包括偶有轻度胃肠道反应、过敏性皮炎、肝功能受损等。

目前临床上还可对患者进行 $HLA-B^*5801$ 基因快速聚合酶链反应检测，以用来帮助甄别使用别嘌醇的患者人群，因检测阳性者服用别嘌醇后发生皮疹及肝酶水平升高的概率较阴性者明显升高。

（薛　愉　邹和建）

111. 痛风患者能吃豆制品吗

在我们门诊接诊的时候，很多痛风患者都会聊到饮食，几乎每一位患者都已经不出意料地挥手告别了豆制品。但是当得知豆制品可以吃的时候，患者常常表现出很诧异，甚至怀疑的表情。

谈到豆制品，我们首先要说说豆类食物。豆类的嘌呤含量与瘦肉类相近，黄豆嘌呤含量在豆类中相对较高，每 100 克黄豆含嘌呤 116.5 毫克，而每 100 克猪瘦肉含嘌呤 122.5 毫克。但黄豆所含为植物嘌呤，肉类所含为动物嘌呤。国外著名的《新英格兰医学杂志》最新研究提示：高嘌呤食物导致痛风的风险各不相同，富含植物嘌呤食物远比含动物嘌呤的肉类和鱼类安全。目前多项临床研究已经证实，豆类食品的摄入总量与高尿酸血症的患病率呈负相关，也就是说一定程度上摄入的豆类食品越多，诱发血尿酸升高的可能越小。有研究认为豆类食品中含有促尿酸排泄的物质，有助于尿酸的排泄。

另外，当豆类制作为豆制品后，嘌呤含量也发生了很大的变化。黄豆是制作豆制品的主要成分，一般情况下 100 克黄豆可以做 300～500 克豆腐，每 100 克豆腐含嘌呤量随之减少。并且，在豆制品加工过程中，因嘌呤易溶于水，大部分的嘌呤会随着水分流失，相比于豆类，豆制品中嘌呤含量少之又少。另外，豆浆也是我们日常生活中常见的豆制品。黄豆磨成浆时，嘌呤溶于水，基本保留在豆浆中，因此豆浆中确实含有大量嘌呤。但是日常生活中，10～20 克黄豆可制作 1杯豆浆（250 毫升），喝 1 杯豆浆摄入嘌呤为 11.7～23.3 毫克。如果喝五谷豆浆，嘌呤含量更少。况且，我们前面已经讨论，对于痛风患者，植物嘌呤较动物嘌呤安全。因此，痛风患者并非要绝对远离豆浆，但需要适当控制其摄入量，同时在喝豆浆时需要注意控制嘌呤的总摄入量，相应减少肉类的数量。

痛风或高尿酸血症患者若已出现肾脏累及，检查发现肌酐、尿素氮升高，豆类、豆制品以及豆浆的食用需要有所限制，因为肾功能不全的患者不主张摄入过多的植物蛋白，这会加重肾脏的负担。请根据个人情况咨询肾病科医生。

（朱小霞　邹和建）

112. 痛风能根治吗

这个是大家最关心的问题，痛风是可以根治的。痛风主要是尿酸盐晶体在关节里沉积所诱发的急性炎症。因此，只要关节里没有尿酸了，全身的痛风石都溶解消失了，那痛风就是根治了。这是一个非常缓慢的过程，对于没有痛风石的患者，我们要求长期把血尿酸控制在360微摩/升以下，而对于有痛风石的患者，则要求更严格，需要控制在300微摩/升以下，才能更好、更快地清除关节里的尿酸盐晶体和全身的痛风石。一般这个清除尿酸负荷的过程不是按日来计算，往往按年来计算。血尿酸只控制几日、几个月是没有用的。只有长年控制，这样异常部位沉积的尿酸盐就会逐渐溶解，直至消失。所以为了根治痛风，我们一定要把降尿酸坚持到底。当然尿酸也不是越低越好，我们要求尿酸不低于180微摩/升。因为尿酸也是具有一定生理功能的，降得太低，也会引起一些新的问题。

我们主要通过以下几个方面判断痛风是否根治了：①关节不痛了；②痛风石消失了；③通过关节超声或CT检查，关节里的尿酸没有了。

特别提醒

痛风可以根治，而高尿酸血症目前来讲尚不能根治。因此即使痛风根治后，大部分患者降尿酸药还需要继续服用。和高血压、高血脂一样，高尿酸血症需要终身治疗进行控制。但是终身治疗也并不等同于终身吃药，有部分高尿酸血症的人，经过长期药物治疗和饮食、生活方式的积极调整之后，可以实现降尿酸药物减量直至停药，但是还是需要定期监测血尿酸，并且坚持健康的饮食和生活方式，重新大吃大喝，不运动，不控制体重，那肯定血尿酸又很快增高了。

（薛　愉　邹和建）

113. 患痛风能喝酒吗

首先我们必须要知道所有酒的重要成分就是乙醇（酒精）。可以明确的是：乙醇本身可以促进体内嘌呤代谢，并抑制尿酸排泄，最终使血尿酸水平增加。而在饮酒时我们往往胃口大开,摄入的嘌呤和脂肪食物明显增多,乙醇则进一步加快嘌呤的代谢,诱发体内血尿酸水平急剧增高,犹如火上浇油! 因此,我们建议痛风和高尿酸患者尽量避免喝酒,乙醇含量越高危害性越大。

(1) 啤酒:从制作工艺上看,啤酒是麦芽发酵酿造而成,属于发酵酒,嘌呤含量高。一般啤酒中嘌呤含量为 5～10 毫克/100 毫升,就单位重量嘌呤含量来说,啤酒应属于低嘌呤食物,但是饮用啤酒时,量一般都比较大,2 瓶(约 1 500 毫升)啤酒下肚,则嘌呤摄入量就达到 75～150 毫克了,因此饮用啤酒时,嘌呤摄入的总量是明显增加的。再加上啤酒中含有乙醇,可以使血尿酸在短时间内急剧升高。另外,啤酒中含有丰富的维生素 B_1,而维生素 B_1 又是尿酸合成的催化剂。因此,我们建议痛风和高尿酸血症患者不要喝啤酒!

(2) 黄酒:啤酒不能喝,黄酒是否可以"沾一点"? 答案依然是否定的。因为黄酒同样为发酵酒,为谷物发酵酿制而成,同样富含嘌呤和维生素 B_1。曾有研究显示,酒类中嘌呤含量:陈年黄酒＞啤酒＞普通黄酒＞白酒。并且,一般黄酒的乙醇含量为 14％～20％,超过啤酒。

(3) 白酒:不少患者一直认为白酒可以喝。白酒是蒸馏酒的一种,经蒸馏加工,嘌呤含量确实明显减少。但是我们不要忘记,白酒的乙醇含量最高,而乙醇是明显促进尿酸升高的。因此,我们建议痛风和高尿酸血症患者不要喝白酒,对于低度白酒,小酌几口也许无大碍,但不可贪杯!

(4) 红酒:从制作工艺来讲,红酒为发酵酒,但因其原料为红葡萄而非粮谷,嘌呤含量相对低于啤酒和黄酒,红酒中嘌呤含量为 2～5 毫克/100 毫升,一次饮用 200 毫升红酒也就摄入嘌呤 2～10 毫克。曾有相关研究提出喝红酒并不导致痛风发作,因为红酒中还含有一种特殊的化学成分白藜芦醇,这是一种有效的抗氧化、抗炎物质,可抑制痛风的发作。但目前医学研究对红酒是否影响痛风发作仍有争议,毕竟红酒属于酒精饮料。因此,痛风患者稳定期可以在医生指导下适量喝红酒,但同样不可贪杯!

特别提醒

痛风患者若血尿酸控制稳定,近期无痛风发作,可根据个人情况在专科医生指导下少量饮酒,但痛风急性发作期请切记避免任何酒精饮料。另外,痛风患者的饮食原则是控制每日嘌呤总摄入量,如果您饮了适量的酒,就需要减少其他嘌呤含量较高食物的摄入。

(朱小霞　邹和建)

114. 痛风为什么会引起肾结石

不少痛风患者在体检的时候会发现自己有肾脏的结石或"小结晶"，在开始降尿酸治疗之前，医生也都会开肾脏 B 超来明确是否有肾结石。我们知道体内的尿酸有约 70％是通过肾脏排泄的，痛风患者肾脏内尿酸的浓度往往比一般人更高，尿酸浓度过高就容易形成尿酸结晶，进而形成尿酸性肾结石。同时，尿酸还会增加草酸钙等结石的生成，因此，痛风患者肾结石的成分往往并不单一，很可能是混合性的，尿酸、草酸钙等都有。

另外，降尿酸的药物主要包括增加尿酸排泄的苯溴马隆和减少尿酸生成的别嘌醇和非布司他。苯溴马隆有一个主要的禁忌证就是肾结石，因为苯溴马隆的降尿酸作用，主要是通过增加肾脏对尿酸的排泄来实现的，所以如果已经有肾结石了，选用的时候就必须十分谨慎。

特 别 提 醒

如患者选用苯溴马隆来促尿酸排泄，就要配合碳酸氢钠片这类碱化尿液的药物一起服用，碳酸氢钠片的主要作用是碱化尿液，帮助尿酸排出，进而减少肾结石的产生。另外，对于已经有肾结石的痛风患者来说，应该先咨询一下泌尿外科医生，看看是否需要手术或者其他一些特殊治疗。

（刘　磊　邹和建）

假｜性｜痛｜风

115. 什么是假性痛风

假性痛风是二水焦磷酸钙晶体沉积于关节及周围软组织而诱发炎症的晶体性关节病。既往又被称为假性痛风或软骨钙质沉积病。含钙晶体常以二水焦磷酸钙的形式存在于软骨细胞外基质。目前认为软骨细胞分化和无机焦磷酸盐代谢异常是软骨焦磷酸钙质沉积最重要的病理机制。沉积的焦磷酸钙晶体在局部诱导急性炎症，其炎症机制与痛风相似。年龄、炎症、遗传因素、代谢因素、病理性软骨细胞和有机与无机物质之间的复杂生物反应参与发病。焦磷酸钙沉积性关节病临床表现变化多端，与其他关节病十分相似，常被冠以"假"命名的综合征。欧洲抗风湿病联盟（EULAR）提出按其临床表现简化为 4 类：①无症状型焦磷酸钙沉积症（CPPD）；②骨关节炎合并焦磷酸钙沉积症；③急性焦磷酸钙晶体性关节炎；④慢性焦磷酸钙炎症性关节炎。急性焦磷酸钙晶体性关节炎表现为突发的关节红肿热痛，通常发作于大关节，膝关节最为常见，其次是腕关节、肩关节和髋关节，偶尔可累及肌腱、韧带、滑囊、骨和脊柱。慢性焦磷酸钙炎症性关节炎表现为关节肿胀、晨僵、疼痛和血沉、C 反应蛋白增高。

特｜别｜提｜醒

焦磷酸钙沉积性关节病的实验室诊断主要依靠偏振光显微镜鉴定关节滑液中的焦磷酸钙晶体。X 线平片上软骨钙化和关节超声表现为特征性的关节软骨内点状或线性强回声，可与痛风典型的"暴风雪征"和软骨面的"双轨征"相鉴别，帮助焦磷酸钙沉积病的诊断。

（薛　愉　邹和建）

116. 怎么知道得的是假性痛风

焦磷酸钙沉积性关节病的实验室诊断主要依靠偏振光显微镜鉴定关节滑液中的焦磷酸钙晶体。焦磷酸钙晶体在普通光镜下几乎不可见，在相差偏振光显微镜下可在滑液中发现大量直径为 2～10 微米的弱正性双折射光杆状晶体。

另外，X 线和关节超声可以帮助诊断。焦磷酸钙沉积病在 X 线平片上主要表现为软骨钙化。软骨钙质沉积最常累及纤维软骨（如膝关节半月板、腕部的三角骨和耻骨联合），其次是透明软骨（如膝关节和髋关节的透明软骨），X 线表现为与软骨下骨平行的但又与后者并不相连的粗线状的高密度影。另外，关节囊的钙化要比软骨钙质沉积少见一些，主要累及掌指关节和膝关节。肌腱的钙化多发生于跟腱和肱三头肌腱，同样也表现为典型的线状高密度影，而不同于羟基磷灰石沉积所形成的孤立的钱币状高密度影。焦磷酸钙沉积病患者关节超声表现为特征性的关节软骨内点状或线性强回声，主要为焦磷酸钙在软骨沉积所致。应可与痛风典型的"暴风雪征"和软骨面的"双轨征"相鉴别。

焦磷酸钙沉积病患者的关节抽取液必须进行常规革兰染色和细菌培养，以除外化脓性关节炎的可能，而有时两种疾病可以同时并存。

有些患者可以是在关节手术的时候经病理确诊。在病理上，焦磷酸钙晶体最常沉积于软骨的中间带，大体标本上可见中间带有小串珠样的"结石"沉积。镜下可见小的沉积点，界限清晰。滑膜中，焦磷酸钙晶体通常沉积于滑膜表面间隙和滑膜细胞中，沉积点周围常被纤维细胞和结缔组织所包围。

特 别 提 醒

焦磷酸钙沉积性关节病诊断主要依靠：①临床病史；②滑液或组织（主要是关节囊、腱鞘的活检）中焦磷酸钙晶体存在的直接证据；③关节或软组织的 X 线或超声表现。该病诊断一旦成立，最好进一步探究其病因，特别是追溯该病是否继发于一些遗传病或代谢病的可能。

（薛　愉　邹和建）

117. 假性痛风该吃什么药

由于目前尚无特异性清除焦磷酸钙沉积的药物，因此对本病的治疗目标主要是急性关节炎发作的治疗和预防。尚无有效阻止受累关节骨质破坏的方法。对于慢性关节炎治疗主要目标为保持并改善关节功能，包括：减轻体重、利用支具减轻关节负重、适度地提高肌力以增加关节稳定性。对于那些关节破坏严重者可考虑进行关节置换术。急性关节炎发作的治疗与痛风急性发作时药物治疗相同，主要分为三大类：①秋水仙碱；②解热镇痛药；③糖皮质激素。

急性期治疗的目的是迅速控制急性关节炎症状。急性期应卧床休息,抬高患肢及局部冷敷,局部冷敷有利于减少滑膜渗液量及缓解炎症关节痛。①秋水仙碱:是目前治疗假性痛风急性发作的首选药物之一,通过抑制白细胞趋化和吞噬作用及减轻炎性反应而起止痛作用。②非甾体消炎药:对于有胃肠道禁忌及不能耐受的患者可选用高选择性 COX-2 抑制剂,COX-2 抑制剂的胃肠道不良反应可降低 50%,且临床疗效不亚于非选择性非甾体消炎药。③糖皮质激素:主要用于严重的假性痛风发作伴有较重全身症状,且秋水仙碱或非甾体消炎药治疗无效的患者。

特别提醒

目前被证实的有效药物有:非甾体消炎药、类固醇类药物关节内或全身给药、预防性的小剂量秋水仙碱、促肾上腺皮质激素(ATCH)。临床上观察到的有效药物:甲氨蝶呤(顽固性慢性炎症和复发性假性痛风)、口服镁剂(伴有低镁血症患者适用)。

(薛　愉　邹和建)

118. 假性痛风需要忌口吗

假性痛风是二水焦磷酸钙晶体沉积于关节及周围软组织而诱发炎症的晶体性关节病。无机焦磷酸盐代谢异常导致软骨焦磷酸钙质沉积是最重要的病理机制。虽然其炎症机制与痛风相似,均为晶体所诱导的关节炎,但是饮食对其发病并没有痛风那么明显。不像痛风,会因为高嘌呤的食物摄入过多而产生高尿酸血症,长期高尿酸血症引起关节腔内的尿酸盐结晶。假性痛风致病晶体二水焦磷酸钙晶体来源于病理性软骨细胞和有机与无机物质之间的复杂生物反应,与饮食关系并不密切,因此从传统意义上来讲并不需要忌口。

但是值得注意的是一些代谢因素会促进关节液的无机焦磷酸盐(PPi)水平增高,从而引起软骨焦磷酸钙质沉积。常见代谢异常包括:①甲状旁腺功能亢进;②甲状腺功能减退;③血色素沉着症;④Wilson 病;⑤低镁血症;⑥高钙血症等。

特别提醒

虽然饮食因素很少会影响到关节液的无机焦磷酸盐水平,但是一些合并服用的药物因素不可忽视,任何引起低镁、高钙代谢紊乱的药物或疾病状态均可诱发假性痛风。

(薛　愉　邹和建)

系|统|性|血|管|炎|

119. ANCA 阴性就一定不是小血管炎吗

ANCA,即抗中性粒细胞胞浆抗体(anti-neutrophil cytoplasmic antibodies),是一种以中性粒细胞和单核细胞胞质成分为靶抗原的自身抗体。部分原发性小血管炎与 ANCA 密切相关,称之为 ANCA 相关性血管炎(ANCA-associated vasculitis, AAV)。ANCA 分为胞质型(c-ANCA)和核周型(p-ANCA)两类。c-ANCA 的主要靶抗原是蛋白酶 3(PR3),用于诊断肉芽肿性多血管炎(过去称之为韦格纳肉芽肿);p-ANCA 的主要靶抗原之一是髓过氧化物酶(MPO),用于诊断嗜酸性肉芽肿性多血管炎、显微镜下多血管炎。但是因发病机制不明且检测技术限制,目前临床上 ANCA 相关性血管炎中仍有超过 30% 的患者其 ANCA 检测为阴性。

ANCA 是 AAV 特异性的血清学诊断标志,有助于血管炎的诊断。但是,血管炎的诊断并不仅仅依赖于 ANCA 的检测。肾和肺是显微镜下多血管炎的主要受累器官。典型的肉芽肿性多血管炎表现为鼻炎和鼻窦炎、咳嗽、血痰、血尿、蛋白尿和进行性肾功能衰竭。嗜酸性肉芽肿性多血管炎以过敏性鼻炎、哮喘、皮疹、胸闷、嗜酸性粒细胞增多、肺部病变更为常见。此外,AAV 还可累及眼、耳、皮肤、神经系统、心、关节等组织器官。组织病理学检查也十分重要,是诊断血管炎的金标准,同时可协助鉴别血管炎病因。

因此,在出现多器官多系统的表现,不明原因的乏力、消瘦、发热,经过肿瘤和感染排查后,不要忘了排查 AAV。

(姜林娣)

120. 老年人持续的头痛发热会不会是巨细胞动脉炎

老年人体质虚弱,常常发热、头痛,一般总认为是感冒、着凉,吃点药就好了。但有的老年患者反复发热、头痛,常规退热药、止痛药往往无效,有时候还会出现视力下降、失明、胸痛，那就要警惕是不是巨细胞动脉炎了。有报道，不明原因发热的老年人中，巨细胞动脉炎占 16％。下面就给大家介绍一下什么是巨细胞动脉炎。

100 多年前，有一个英国绅士，在颞动脉处有疼痛，因为头痛而迫使他不敢戴帽子。直至 1932 年才由 Horton 提出本病是巨细胞动脉炎，它的突出特点就是头痛。巨细胞动脉炎是血管炎的一种，以侵犯颅动脉为主，多见于 50 岁以上的中老年人，又称颞动脉炎、肉芽肿动脉炎或颅动脉炎。颞部头痛、视力丧失、下颌间歇性运动障碍及风湿性多肌痛症状是本病的主要表现。15％的患者有发热，可伴有乏力、纳差、体重下降等。头痛位于一侧或双侧颞部，被描述为钝痛、针刺样痛、钻顶痛或烧灼痛。部分患者可有枕部疼痛，出现梳头困难、仰卧时枕部触痛。视力下降可以是波动性的，也可以数日内进展为完全失明。疾病初期，可以仅表现为一侧或双侧视物模糊，需引起重视，可以采取积极的治疗措施。下颌间歇性运动障碍表现在咀嚼和说话时有下颌关节疼痛和咀嚼肌痉挛。除此之外，大血管也可出现炎症，如腋动脉、胸主动脉、颈动脉狭窄和闭塞或动脉瘤形成，严重的出现脑卒中、动脉瘤破裂等并发症。所以，如果出现不明原因发热和头痛等不适症状，别忘了可能是巨细胞动脉炎，要尽快到风湿科诊治。

（姜林娣）

121. 治疗免疫相关性的血管炎也会用到环磷酰胺吗

很多患者一听环磷酰胺，有点"谈虎色变"的感觉，说这不是抗肿瘤的化疗药吗？的确，这种药物可以用于治疗肿瘤。但是，在风湿免疫疾病中，也是广泛应用的免疫调节药物，但是用药的总量比治疗肿瘤低多了。为什么要用药物抑制免疫呢？因为风湿免疫病患者体内的免疫系统过度激活，开始攻击自己的组织和脏器，抑制免疫就是要打破这种过度激活的状态。

免疫相关性的血管炎是一种常见的风湿病，近年来发病率越来越高。包括大动脉炎、巨细胞动脉炎、结节性多动脉炎、ANCA 相关性血管炎、冷球蛋白血症血管炎、白塞病、抗肾小球基底膜抗体病等，环磷酰胺是这些病常用的免疫抑制药物之一。在比较严重的，有肺、肾等重要器官损害的血管炎中，环磷酰胺常常作为首选的治疗药物。特别是 ANCA 相关性血管炎、结节性多动脉炎、抗肾小球基底膜抗体病等，环磷酰胺已经有大量的临床研究证实这个药物具有良好的疗效，可以帮助患者控制病情，减少糖皮质激素用量，保护脏器，提高生存率。

当患者被处方环磷酰胺时，不用担心，因为在用药之前，医生会评估用药的风险，包括环磷酰胺的使用方法是每日口服 1.5～2 毫克/千克(最多 200 毫克/日)，也可静脉滴注 15 毫克/千克(0.8～1.0 克)，每月 1 次。环磷酰胺有效的作用是和它的累积剂量相关，应在医生的指导下规范用药和停药。环磷酰胺常见不良反应包括胃肠道症状、肝功能损害、骨髓抑制、出血性膀胱炎、不育、脱发等，长时间应用会增加淋巴瘤、膀胱癌等肿瘤患病风险。所以，在使用环磷酰胺期间，需要观察有无胃肠道不良反应、血尿、生育期女性月经情况等。同时注意检测血常规、肝肾功能。

（姜林娣）

122. 肺部肉芽肿性病变也可能会是血管炎吗

对于大多数人来说，当自己被医生告知患上肺部肉芽肿性病变的时候，大概都是一脸困惑，然后各种忐忑和恐惧迅速涌上心头。这时医生也许会告诉你：别慌，这就是个慢性炎症。可具体是个什么病，咱们还得再查查看。

肺部肉芽肿性病变以肉芽肿性炎症和肉芽肿形成为共同病理特征，但因其病因不同又各有其特点。所谓肉芽肿是指各种炎症细胞(如巨噬细胞等)聚集增生所形成的边界清楚的结节状病灶，是一种特殊的慢性增生性炎症。

可引起肺部肉芽肿性病变的病因很多，可能是各种微生物(如结核、真菌、寄生虫等)感染、无机粉尘或异物沉积(如硅沉着病等)、类风湿结节、结节病、朗格罕组织细胞增多症等，其中一大类就是血管炎性的肉芽肿病变。

血管炎性的肉芽肿病变可见于任何年龄段，中年人多见；其表现多样，可多脏器累及，肺部症状常见，表现为咳嗽、咯血、胸痛、胸闷和气短等，有些患者可能之前还有过敏性鼻炎或哮喘病史。胸片或是 CT 上可以看到结节影、浸润灶或是空洞，医生常常怀疑其患有肿瘤或是结核等，不过病理检查才发现是坏死性血管炎。此外患者还可能有鼻炎、鼻窦炎、眼球突出、虹膜炎、视力障碍等五官症状；血尿、蛋白尿、少尿等肾脏损害；紫癜、坏死性溃疡、坏疽等皮肤表现。消化系统、周围神经和心脏也是受累的常见靶点。部分血管炎患者还能发现特征性抗体——ANCA 的存在，对诊断很有帮助。

如果患者发现肺部肉芽肿性病变，同时合并其他多系统症状，应考虑患者为血管炎的可能,及时予以激素和免疫抑制剂治疗,以免延误治疗时机。

（姜林娣）

123. 不明原因的过敏有可能是嗜酸性肉芽肿性血管炎吗

嗜酸性肉芽肿性血管炎是主要累及中、小动脉的系统性血管炎,以哮喘、坏死性肉芽肿样血管炎、血管外肉芽肿、外周血嗜酸性粒细胞增多和多器官组织嗜酸性粒细胞浸润为特征。本病较为罕见,可发生于任何年龄,发病高峰年龄为30～40岁,没有明显的性别差异;常见多器官受累,包括肺、心、肾、肝、脾、皮肤、周围神经、胃肠道等。

对于中年发病的患者,持续数年的顽固性过敏性疾病史如哮喘,出现多系统损害,或新发的不明原因哮喘、鼻炎或鼻窦炎,应考虑嗜酸性肉芽肿性血管炎可能。

嗜酸性肉芽肿性血管炎与变态反应性疾病具有很强的相关性,包括:过敏性鼻炎、鼻息肉以及支气管哮喘等。该病早期除一般症状如发热、全身不适外,常出现多种过敏性疾病的症状,以呼吸道表现为主,包括哮喘、过敏性鼻炎和支气管炎,发生率约 70%,重而顽固。

哮喘多需要联合糖皮质激素治疗,甚至口服激素;过敏性鼻炎多合并鼻息肉和鼻窦炎。随疾病进展,出现系统性血管炎相应脏器受累的症状,此时先前的哮喘症状往往自行缓解。疾病后期则通常表现为严重的哮喘及系统性血管炎的继发性改变。

该病约 70% 的患者伴有血清 IgE 水平或外周血或组织中嗜酸性粒细胞升高,其他有助于本病诊断的特征还有嗜酸性非空洞型肺浸润、皮肤结节样病变、外周神经病变等。

得到受累器官的病理活检是诊断的关键,鼻腔、支气管内膜、肾脏、皮肤的活检都有可能帮助找到线索。特征的病理改变包括坏死性肉芽肿、坏死性血管炎,有些类型常伴大量嗜酸性粒细胞浸润。

到目前为止,糖皮质激素联合环磷酰胺是主要的治疗方案,未来会有一些生物靶向性药物问世来治疗该类疾病。

（姜林娣）

124. 如何巧辨五官疾病早期识别 ANCA 相关性血管炎

五官系统的症状可以是独立的五官科疾病的表现，但往往也是系统性血管炎五官受累的重要表现之一，其中肉芽肿性血管炎（既往也称为韦格纳肉芽肿）的五官受累最为常见。

肉芽肿性血管炎是一种主要累及小动脉、静脉及毛细血管的坏死性肉芽肿性血管炎，临床常表现为鼻炎和副鼻窦炎、肺病变、进行性肾功能衰竭；还可累及关节、眼、皮肤，亦可侵及心脏、神经系统等。该病五官受累较为常见，大部分患者以上呼吸道病变为首发症状：通常表现为持续地流鼻涕、脓涕或带血脓涕，而且不断加重，严重者可出现鼻中隔穿孔，鼻骨破坏，出现鞍鼻。此外，肉芽肿性血管炎的眼部受累的比例可高达 50％，其中约 15％的患者为首发症状，本病可累及眼的任何区域，可表现为眼球突出、炎性假瘤、视神经及眼肌损伤、结膜炎、角膜溃疡、虹膜炎、视网膜血管炎、视力障碍等。因为肉芽肿性血管炎的首发症状可为五官症状，难与独立的五官疾病如鼻窦炎等相鉴别，10％的患者症状出现后长达 5～15 年才被诊断。

五官病变不仅在肉芽肿性多血管炎中常见，还可以出现在嗜酸性肉芽肿性多血管炎、显微镜下多血管炎中。

为了达到最有效的治疗，肉芽肿性血管炎的早期诊断至关重要。因此，当出现不明原因的发热伴有五官症状如慢性鼻炎、副鼻窦炎、眼或口腔黏膜有溃疡、坏死或肉芽肿时，结合老年人、不明原因消瘦，合并多发性单神经病、肌痛、皮疹、蛋白尿、咳嗽、血痰、呼吸困难，可通过血清学查 ANCA 及鼻窦 CT 扫描等方法进行筛查，有助于早期诊断，改善疾病预后。

（姜林娣）

125. 哪些不显眼的表现会让你错失小血管炎的诊断

视力下降、听力下降、鼻塞流涕等，是我们日常常见的不适症状。五官科医生首诊进行常规检查、初步治疗之后，大部分患者诊断明确、治疗后症状改善。

但此时若症状持续不缓解、进行性加重，或者出现多系统多脏器受累时，就需要进一步深入探究与挖掘，积极排查非常见的、非局限性的免疫性疾病。你知道吗？这些看似平常的小病小恙，也可能背后潜藏着"小血管炎"这样的大毛病！

血管炎是以血管的炎症与破坏为主要病理改变的一组疾病，临床上的表现根据受累血管的类型、大小、部位、病理特点不同而具有复杂性、多样性和个体化。常常表现为全身多个系统、多个脏器的系统性受累。血管炎的发生，与遗传、感染以及环境因素等密切相关。常见的血管炎，继发于身体内的其他疾病，包括结缔组织疾病（系统性红斑狼疮、类风湿关节炎等）、感染、肿瘤、药物等。还有一部分血管炎，则是无明确病因的原发性血管炎，与体内异常的炎症反应及免疫反应相关。

小血管炎，顾名思义是指小血管发生的炎症性疾病。小血管炎，常发生于我们的肺脏和肾脏，可以表现为咳嗽咳痰、胸闷气急、痰中带血，以及蛋白尿、血尿、水肿等局部症状，也可以表现为发热、消瘦等不特异性的全身症状。这些表现容易引起人们的警惕，常常能够及时就医、得到诊治。除此之外，五官、皮肤、神经系统等也是小血管炎易受累的部位，但却是人们常常容易忽略的，而这可能让你错失了早期发现疾病的机会。

值得注意的是，当你出现了视力下降、视野缺损、眼胀眼痛、充血畏光等，在眼科医生处排除了常见的眼疾外，需要警惕颞动脉炎、肉芽肿性多血管炎、白塞病等眼部受累的小血管炎可能；当你感到不能缓解的鼻塞鼻胀、流涕带血、鼻形塌陷，及时在五官科医生处排除常见的鼻部疾病后，需要警惕肉芽肿性多血管炎、嗜酸性肉芽肿性多血管炎、复发性多软骨炎等鼻部受累的小血管炎可能；当你出现进行性听力下降、耳分泌物增多、耳郭肿痛甚至溃烂，需要在排除常见耳疾后，警惕肉芽肿性多血管炎、复发性多软骨炎等耳部受累的小血管炎可能；当你出现手脚发麻的感觉，排除神经、肌肉、药物等因素，需要警惕神经受累的小血管炎可能……这时，进行血沉、C反应蛋白的常规检查，有助于炎症活动性的评价。同时，排查常见病毒感染、潜在恶性肿瘤、完善自身抗体检查等，也非常重要。在正确、全面的诊断之下，我们可以使用糖皮质激素、免疫调节剂等进行针对性治疗，保护我们重要脏器的功能，延长我们的生命，提高生活质量。

这些常见却不显眼的症状，可能是疾病的全部，也很可能是体内疾病的冰山一角。不轻视身体每一个部分所给出的信号，及时、全面地寻求专科医生的帮助，才能够早期诊断、有效治疗！

（姜林娣）

126. 什么是雷诺现象

在手脚发凉的各种情形中，有一种特别值得关注，就是手指尖在寒冷环境下出现先变白，再变紫，最后变成潮红直至恢复正常的过程，有时还会伴有麻木感和针刺痛，这种我们称之为"雷诺现象"。多数情况下，只是由于肢端小动脉发生痉挛进而供血不足引起，没有其他伴随不适，常见于 20～40 岁的青年女性。主要的应对措施就是保暖，并且避免一些诱因，如精神紧张、吸烟等。

但如果有雷诺现象的朋友还伴有其他不适，比如明显眼干无泪、口干需大量饮水，或稍微活动后就出现明显的心慌气喘，或长期不明原因的干咳，抑或四肢皮肤发生肿胀、变硬，再比如脸上或身体其他部位出现红疹又长期不退，太阳光直晒后皮肤容易发痒起疹，等等，就需要引起重视了。因为有上述表现的人就有患上风湿免疫病的可能了，诸如系统性红斑狼疮、干燥综合征、系统性硬化病、血管炎等。因此，您应该及时到风湿免疫科诊治，让他们排查相关疾病。

此时雷诺现象只是疾病的一扇窗，是疾病的预警灯。透过这个容易观察的现象，我们需要找寻有无内脏雷诺现象的证据。雷诺现象发生于心脏就可表现为心肌损伤、纤维化甚至心肌梗死；雷诺现象发生于肺脏就可表现为间质性肺炎、肺动脉高压。如有类似情形，应及时至风湿免疫科就诊，进行必要的化验和心脏彩超、胸部 CT 等检查，多数可以明确诊断并得到合适的治疗。

除此之外，还有一些人发生雷诺现象是因为患上一种叫作"血栓性闭塞性脉管炎"的疾病，这是因为肢端小血管发生了炎症进而闭塞导致缺血，常常伴有程度较重的疼痛，在运动时尤为明显，严重时甚至会发生坏疽。很明显这种疾病比单纯的雷诺现象要严重得多，往往会逐渐加重，损害难以逆转。这种疾病好发于爱吸烟的青中年男性。所以吸烟的男性朋友为了健康着想一定要尽早戒烟。

最后，我们来谈一谈有雷诺现象的朋友如何预防发作。除了前面已经提到的戒烟、保暖和避免情绪激动外，还应尽量避免应用 β 受体阻滞剂、麦角胺和避孕药等药物。需长期低温环境下工作的朋友应考虑更换工作。另外，还应保持精神愉悦和乐观的生活态度。

（姜林娣）

127. 年纪轻轻就得了高血压，会是大动脉炎吗

大动脉炎是继发性高血压最常见的病因之一，好发于中国、日本、印度等亚

洲青年女性,曾被称为"高安病""无脉症""主动脉弓综合征",主要由升主动脉、肾动脉、颈动脉、腹主动脉、胸主动脉等血管的管壁炎症,引起血管狭窄、闭塞或动脉瘤形成导致临床症状及重要脏器功能受损。而高血压也是大动脉炎患者常见临床表现之一,约 50% 的大动脉炎患者首发症状为高血压。大动脉炎合并的高血压也是青年人高血压常见的原因之一。此外,大动脉炎还可出现脉搏减弱或消失、双侧血压不对称、颈部疼痛、下肢跛行等症状,不明原因的发热、乏力、头晕、记忆力下降等,不明原因血沉升高,严重者出现心肌梗死、脑梗死、脑出血等危及患者生命。进一步完善超声、磁共振、CT 等影像学检查发现,这些患者的血压升高多因单侧或双侧肾动脉狭窄引起肾性高血压;或因胸主动脉、降主动脉狭窄引起主动脉缩窄性高血压;升主动脉扩张或升主动脉瘤形成可造成继发性主动脉瓣关闭不全所致的收缩期高血压。大动脉炎所致高血压的主要特点为年轻患者起病、药物治疗效果不佳、需内外科综合治疗。

因此,对于没有高血压家族史的年轻人,如果你的血压不明原因升高,不要忘记进一步排查大动脉炎!

(姜林娣)

128. 血小板不低的紫癜会是血管炎吗

许多患者常常因为出现了"皮肤红点"而就诊,被告知为"紫癜"。

何为紫癜? 即血液溢出于皮肤、黏膜之下而出现的瘀点瘀斑,针尖样大小、可高出皮面、压之不褪色。四肢常见,尤以下肢伸侧、臀部多见。

为何出现紫癜? 常见的是血小板减少性紫癜,可以是骨髓生成减少或血小板破坏增加所致,原因包括感染、药物、毒素、肿瘤、过敏、免疫介导等所致。通过血常规检查发现血小板水平低下,需要进一步诱因筛查,包括免疫系统、凝血系统、骨髓造血系统等评估,这些均有助于疾病诊断。

但是,当血常规检查血小板不低时,你可能就需要警惕血管炎了! 紫癜,可以是皮肤小血管发生炎症、坏死的表现,也可以是系统性血管炎的受累脏器中的一部分。其中最常见的是过敏性血管炎。

过敏性血管炎是一组以皮肤小血管炎症为特征的疾病。其一,为典型过敏性血管炎,与接触某些外源性过敏原相关。常可出现皮肤紫癜,也可有荨麻疹、多形性红斑、丘疹、结节、水疱、网状青斑等,多见于手、手背、背部、下肢、骶部及臀部。除了皮肤表现外,还可出现关节痛等关节表现,胃痛、腹痛、腹泻等消化系统表现，咯血、气促等呼吸系统表现，头痛、手足麻木等神经系统表现，以及发热、肌痛等全身表现。另一种，为 IgA 血管炎，是 IgA 介导相关的免疫性血管炎，几乎全部为非血小板减少性紫癜。皮肤紫癜仍是该病的典型表现，为可触性、高出皮面，臀部、四肢，尤以下肢多见。2/3 患者有下肢大关节炎；约半数有肾脏受累，可表现为血尿、蛋白尿等，肾脏穿刺有助于疾病的诊断，肾脏病理可从轻微肾小球肾炎到广泛的新月体病变、系膜病变、弥漫性或慢性肾损害等。另外，也可伴有腹痛、腹泻、便血、肠梗阻甚至肠穿孔等消化道症状，其他系统受累少见。

由此可见，小小的皮肤血管，背后是全身巨大血管网络系统；小小的紫癜，也可能隐藏着系统性血管炎的隐患。一叶知秋，见微知著，勿忽视身体的每一个小小警示。

（姜林娣）

白｜塞｜病

129. 白塞病是怎么回事，有哪些危害

白塞病最早可以追溯到 1937 年，由土耳其眼科医生 Behcet 首先报道，疾病以医生名字命名的中文翻译是贝赫切特综合征，简称白塞病。

久治不愈的口腔溃疡、生殖器溃疡以及眼葡萄膜炎是该病的"三联征"。随着疾病的发展，皮肤、胃肠道、血管、肺部、关节、泌尿系统甚至神经系统都会出现病变。眼部是白塞病的主要致残器官。眼部炎症反复发作，愈合的过程通常较缓慢，往往尚未完全恢复，又再次发作，导致视力严重受损或失明。眼球各个部件均可以受累。可出现葡萄膜炎，视网膜血管炎和视神经萎缩，玻璃体炎及眼底出血等。前葡萄膜炎即虹膜睫状体炎，可伴有或不伴有前房积脓。而后葡萄膜炎和视网膜血管炎则是影响视力的主要原因。眼炎反复发作可造成严重的视力障碍甚至失明。

我国白塞病患者胃肠道累及比例较高。临床症状可表现为腹痛、腹泻、便秘、便血、溃疡穿孔引起的突发剧烈腹痛等。不规范治疗会出现肠瘘、穿孔、消化道大出血等严重并发症，需手术治疗，预后较差。

神经系统损害是白塞病的严重并发症之一，复发率高，治疗效果差，是该病的主要死亡原因。其主要表现为头痛、头晕、意识障碍、精神异常、脑膜刺激征、癫痫、下肢乏力、麻木、感觉障碍等。白塞病血管受累也是致死的重要原因。大血管受损时可表现为动、静脉阻塞，动脉瘤及静脉曲张。静脉受阻常见上、下腔静脉阻塞综合征。动脉受累可形成动脉瘤，多数为单个动脉瘤，常见于主动脉、腹主动脉和胸主动脉，而动脉阻塞较少见。但肾动脉狭窄可致肾性高血压，心脏血管炎可影响到心肌、瓣膜、传导系统，出现心悸、心绞痛、心律失常等。

白塞病鲜为人知，其他专科医生对此病也知之甚微，因此白塞病患者往往得不到早期、准确、有效的诊疗，从而导致病情迁延加剧，累及多脏器，给后期治疗带来困难。

（申　艳　管剑龙）

130. 白塞病是怎么引起的，为什么会得白塞病

白塞病从本质上来讲就是具有一定遗传背景的个体自身免疫系统出现紊乱而引起的自身炎症性疾病，它主要侵犯各种大小的动脉、静脉或者毛细血管，根据受累血管的不同而有不同的临床表现。一个人会不会得白塞病，首先要看是否具有易感基因遗传的背景，只有具备了这一背景才有了患这种病的可能。根据目前的临床研究发现，白塞病的确有家族聚集倾向。但是临床中我们也看到有很多患者没有明确家族史，还有更多的患者找遍几代也没找到同样的患病亲属。因此有这种遗传背景不等于一个人就一定会得病。会不会得病还要受后天患者身处环境因素的影响。目前认为能够影响免疫系统和人体自身稳定的因素都有可能成为白塞病的发病诱因，如感冒、扁桃体发炎等呼吸道的感染，腹泻、呕吐等消化道感染，不洁行为造成的泌尿道感染等是对免疫系统最大的伤害刺激，所以大部分患者得病之前往往会有感染的诱因。其他如生活不规律，昼夜颠倒，暴饮暴食、情绪低落焦虑，过度的精神刺激等都可能会影响人的自身稳定。甚至有研究报道微量元素的缺乏也会影响自身免疫系统稳定。当这些打击的频度够多或者力度够大，体内的缺陷基因就会由量变发生质变，这个时候人就由一个健康人成了一个患者，病来如山倒似乎来得很突然，但实际上也是一个渐变的过程。因此，白塞病的发病是由多方面因素共同作用的结果。

（申　艳　管剑龙）

131. 儿童和老年人会得白塞病吗

流行病学研究资料提示，国内和国外白塞病患者的好发年龄段为 20～40 岁，儿童时期和老年时期发病的患者相对罕见。儿童和老年人临床上出现反复口腔溃疡、外阴溃疡、皮肤损害和/或眼炎的需仔细甄别。必须排除感染性疾病，如疱疹病毒感染、真菌感染、结核感染、梅毒，排除自身炎性疾病，如炎性肠病、结节病、脊柱关节病、系统性红斑狼疮、干燥综合征，以及皮肤科常见的自身免疫性疾病如扁平苔藓、天疱疮、类天疱疮等。尤其须排除感染性疾病，如疱疹病毒感染、真菌感染、结核感染、梅毒。由于感染性疾病与白塞病的治疗原则有本质区别，一旦把感染性疾病误诊为"白塞病"治疗，可能导致原发病的迅速恶化和进展，造成患者严重脏器损害，甚至危及生命安全。排除临床表现类似的其他病因

后,符合白塞病诊断标准的儿童和老年人患者在治疗过程中仍需长期观察随访,注意避免误诊、漏诊。

此外,有研究提示男性早期发病的白塞病出现严重脏器损害的风险相对较高。因此,对于男性早发的白塞病患者加强观察,一旦发现严重脏器受累,及早应用免疫抑制剂和/或生物制剂,控制和避免脏器损害。

(邹　峻　管剑龙)

132. 白塞病会遗传给孩子吗

世界各地均有白塞病的报道,但该病具有较明显的地区性分布。据目前资料显示,大多数病例集中在日本、韩国、中国、中东和地中海地区。该病的发病率不仅仅存在国家间的差别,而且一个国家地区内也存在差别。以我国为例,白塞病多见于北方,估计发病率不低于 14/10 万,而在南方多以散发为主。本病特殊的地域性分布提示存在一定的遗传背景。白塞病目前定义为罕见病,罕见病是指那些发病率极低的疾病。根据世界卫生组织(WHO)的定义,罕见病为患病人数占总人口的 0.65‰～1‰ 的疾病。根据目前估算的发病率 14/10 万计算,白塞病患病人数占总人口的 0.14‰ 左右。要计算其危险度,必须进行家系调查,进行全省甚至全国的大规模的调查。所以至今能看到的是白塞病家族性遗传的个案报道。最早关于白塞病遗传的报道是在 1976 年,一个家族四代人中有 5 个人反复发生口、眼、生殖器溃疡;2 个患有罕见的情感分裂性精神障碍的兄弟和他们的母亲都患有白塞病,提示白塞病与其他自身免疫性疾病一样具有家族聚集性。国外学者在 1999 年的回顾性研究中发现 12.3％的儿童白塞病患者亲属患有白塞病,明显高于成人发病的白塞病。2003 年发现儿童白塞病家族的数据符合常染色体隐性遗传,而成人白塞病家族则不符合。以上信息也提示白塞病的确有一定的遗传性。目前研究遗传因子 HLA-B51 与白塞病发病相关,但并未确定是 HLA-B51 本身还是某个与其紧密连锁的基因造成白塞病的易感性。综上所述,一个人会不会得白塞病,首先要看是否具有易感基因遗传的背景,会不会得病还要受后天人身处环境因素的影响。

(申　艳　管剑龙)

133. 白塞病是不是性病，会不会传染

白塞病不是性病,因而不会传染。白塞病是自身炎症性疾病,也就是说根本

原因为患者自体的免疫系统功能紊乱导致的全身炎症,临床表现为黏膜病灶,部分患者出现眼部和/或内脏器官损害。但由于一些性传播疾病如梅毒、获得性免疫缺陷综合征(acquired immunodeficiency syndrome, AIDS)患者可出现白塞病类似皮肤黏膜病灶和/或眼部和/或内脏器官损害的症状和体征。如一期梅毒患者典型皮损为硬下疳,梅毒螺旋体侵入部位出现一红色小丘疹或硬结,以后表现为糜烂,形成浅在性溃疡,性质坚硬、不痛,呈圆形或椭圆形,境界清楚,边缘整齐,呈堤状隆起,周围有暗红色浸润,有特征软骨样硬度,基底平坦,无脓液,表面附有类纤维蛋白薄膜,不易除去,如稍挤捏,可有少量浆液性渗出物,含有大量梅毒螺旋体,为重要传染源。硬下疳大多单发,亦可见有 2～3 个者。女性硬下疳多见于大小阴唇、阴蒂、尿道口、阴阜,尤其多见于子宫颈。硬下疳有下列特点:①损伤常为单个;②软骨样硬度;③不痛;④损伤表面清洁。二期梅毒表现为皮肤黏膜损害及淋巴结肿大。三期梅毒表现为心、神经、胃、眼、耳受累及树胶肿损害等。临床上,不加以仔细鉴别容易把两者混淆。我们时常遇到一些患者(特别是中老年患者)有口腔溃疡、外阴溃疡和某些皮肤损害,疑似"白塞病",但进一步化验明确或疑似诊断梅毒、AIDS。因此,对于有接触史的"高危"患者需常规化验梅毒血清试验和 HIV 抗体初筛试验(ELISA)以排除诊断。

(邹　峻　管剑龙)

134. 白塞病的先兆症状有哪些

白塞病临床表现多样,症状可以先后出现。大多数患者以反复口腔溃疡为首发症状。所谓复发性通常指病程超过 1 年,每年连续发作 3 次以上。口腔溃疡通常较深、较大,成片出现,口、唇、颊黏膜、咽喉部都可以累及。也有部分患者首先出现外阴溃疡,男性主要表现为阴囊溃疡,而女性累及阴唇、阴道和子宫颈。溃疡通常愈合时间较长,往往大于 10 日,但发作频率较口腔溃疡低。患者如果急性期时就诊,经医生确认外阴溃疡,或遗留有陈旧性瘢痕则有助于诊断。有研究认为,外阴溃疡为首发症状的患者出现重要脏器损害风险较高。白塞病是我国葡萄球膜炎患者的首要发病原因。若突然出现视力下降,眼部疼痛,畏光症状,需尽早去眼科就诊,明确有无葡萄球膜炎。部分患者可以消化道症状为主要表现,如进食后胸骨疼痛,吞咽困难,反复右下腹痛,水泻。较少白塞病患者以反复胸闷、气急,突发头痛,肢体麻木,活动障碍为主要表现。一旦出现,随后辅助检查证实心血管、中枢神经系统累及,此类白塞病患者往往预后较差,不及时救治会危及生命。疾病活动期可以出现全身非特异症状，如发热、乏力等。不明原因发热也可以是白塞病的先兆症状。

（邹　峻　管剑龙）

135. 白塞病是怎样分型的

白塞病分型需要一系列指标评估，包括临床症状、口腔溃疡、结节性红斑、眼炎等的形态、特点，结合相应内脏器官的化验、超声、磁共振、CT、内镜检查结果，甚至诊断性治疗观察，根据每个患者的具体情况而定。白塞病可以分为：皮肤黏膜白塞病、眼白塞病、神经白塞病、肠白塞病、心脏白塞病、血管白塞病、血液白塞病、关节白塞病8型，其中皮肤黏膜白塞病为基本表型，神经白塞病、血管白塞病和关节白塞病少数情况下可以与其他表型重叠。

（陈　永　管剑龙）

136. 白塞病怎么检查，需要检查哪些项目

白塞病是一种以复发性口腔溃疡为首发，伴有外阴溃疡、结节性红斑等皮肤黏膜病变为基本临床特征的系统性血管炎，可选择性发生眼炎、胃肠道溃疡、主动脉瓣反流、关节炎、下肢静脉血栓、动脉狭窄、动脉瘤等1～2个器官损害，在此基础上，神经系统损害是危重标志。由于白塞病可累及全身大、中、小血管的独特异质性，白塞病累及血管可由动脉到静脉，由小血管到大血管，遍及全身各处，造成多系统损害。所以白塞病患者检查着重于"全面"二字。检查方面主要分为体格检查、理化检查、影像学检查、病理检查、特殊检查。细致全面的病史收集和体格检查在风湿类疾病中占据重要地位，有赖于临床医生常年积累的经验。理化检查方面常包含各类炎症指标、体液免疫、细胞免疫基因检测等检查用于排除肿瘤、代谢及其他结缔组织病；值得注意的是 HLA－B51 阴性并不能作为排除白塞病的依据。影像学检查作为一种直观、无创的检查广泛运用于白塞病的诊断与鉴别诊断，检查包括常见评估神经系统的头颅核磁共振、评估全身血管系统的 CTA、评估心脏结构的多普勒、评估消化道溃疡的胃肠镜等。但考虑到医疗费用问题，并非所有患者需要完成上述所有影像学检查。临床医生常依据患者临床表现及白塞病系统累及患病率进行筛选，针对易累及系统进行着重检查。病理检查方面目前白塞病尚无公认病理特点。特殊检查方面主要

为针刺反应，但由于存在较大误差及相对不适的就诊体验，目前已逐渐被淘汰。

（蔡剑飞　管剑龙）

137. 白塞病没有腹痛、腹泻，还要进行肠镜检查吗

白塞病脏器损害无明显个体倾向，眼部损害、心脏损害在白塞病人群所占比例相似。但遗憾的是，我国患者肠道损害等系统损害比例明显高于中东及欧美人群。因此，亚洲白塞病患者更易罹患肠白塞病。值得注意的是早期肠白塞病平日常无任何症状，甚至部分患者常因其他原因导致胃肠手术后出现持续性肠瘘才被发现。因此肠白塞病在我国检出率较实际偏低。也正是基于肠白塞病早期无症状这一特点，很多患者常拖延至肠穿孔、腹膜炎等才至医院就诊。此时患者治疗难度大，死亡率高，临床花费也较早期明显攀升。故早期发现肠白塞病并予以积极治疗具有重要意义。肠镜作为目前先进的检查技术可充分探查全结肠直至回盲部，即肠白塞高发部位。因此，即便白塞病患者未出现腹痛、腹泻，我们仍应积极予以肠镜检查，以期早期发现肠白塞病并予以治疗，防止病情进一步加重。

（蔡剑飞　管剑龙）

138. 白塞病吃什么药好，常见的药物副作用是什么

目前尚无可根治白塞病的"特效药"，多种药物均有效，应根据疾病分型、活动度及患者个体情况综合考虑选择用药。

局部用药副作用相对较小，包括糖皮质激素膏、糖皮质激素联合庆大霉素用甘露醇稀释后制成漱口液用于口腔溃疡的治疗，抗生素软膏用于生殖器溃疡抗感染治疗，皮质激素眼膏或滴眼液用于葡萄膜炎，必要时应用散瞳剂以防止炎症后粘连，重症眼炎者可在球结膜下注射肾上腺皮质激素。

全身治疗临床常见的药物及其副作用如下。①沙利度胺：用于治疗严重黏膜溃疡。妊娠妇女禁用，可致胎儿海豹肢畸形。有生育要求者，控制病情后停药

3个月以上方可考虑妊娠。其他常见的副作用包括：口干、头晕、嗜睡、手脚麻木、皮疹等。②秋水仙碱：对关节病变、结节性红斑等有效。不良反应为肝肾损害、粒细胞减少等。③硫酸羟氯喹：可用于治疗结节红斑、多形性红斑等皮肤病变。可影响眼内肌调节功能，少数引起视网膜病变。④白芍总苷：改善病情，减轻症状和体征，调节免疫。常见不良反应为腹泻，调整剂量或停药可改善。⑤吗替麦考酚酯：可用于肠白塞病，不良反应为增加机会感染。⑥环孢素：对葡萄膜炎效果较好。应注意监测血压和肝肾功能。⑦糖皮质激素：用于部分肠白塞病、神经白塞病或眼炎患者。长期用激素应注意骨质疏松、胃肠道不良反应。⑧生物制剂：TNF－α拮抗剂如英夫利昔单抗等可用于白塞病系统损害的治疗，对肠白塞病效果显著。不良反应主要有输液反应、低血压和机会感染。

特 别 提 醒

白塞病的治疗不存在"万能药"，具体用药方案的制订及调整与分型、疾病活动度及患者个体差异多方面相关，在未就医的情况下，患者不应随意自行加减药物，否则既影响疾病治疗效果，也可能引起严重的药物不良反应。另外，激素既不是"万能药"也不是"禁药"，不是所有白塞病都要使用激素，也不是任何情况下都不能使用！

（罗　丹　管剑龙）

139. 白塞病最佳治疗时机和最佳治疗方法是什么

白塞病一旦确诊应积极治疗，根据白塞病分型和患者个体差异选择治疗方案。口腔溃疡、外阴溃疡和皮肤损害出现时间较早，也可在复发过程中作为主要评判依据。眼、消化道、心脏、大血管、神经系统等损害出现时间较晚。部分眼、消化道损害患者疾病过程中若未予干预可呈现缓解、复发交替存在。心血管、神经系统损害若未及时予以有效治疗，常呈逐渐加重趋势。因此，充分了解和重视各器官损害发生过程，早期诊断，早期治疗，对于白塞病患者至关重要。

白塞病治疗的目的在于控制现有症状，防治重要脏器损害，减缓疾病进展。病变较轻者，局部对症治疗即可改善，而重要器官受损时需要全身治疗。白塞病可以分为：皮肤黏膜型、眼白塞病、神经白塞病、肠白塞病、心脏白塞病、血管白塞病、血液白塞病、关节白塞病8型，其中，皮肤黏膜型为基本表型，神经白塞病、血管白塞病和关节白塞病少数情况下可以与其他表型重叠。最佳的治疗方法是根据白塞病分型、活动度，结合患者个体情况综合考虑，合理选择用药方案，定期随访并及时根据病情变化调整。

特 别 提 醒

白塞病是一种与自身免疫炎症相关的血管炎，可累及全身各个血管，症状多种多样，有"看得到"的，更多的是"看不到"的，需要及时诊断和规范治疗，不要把"小病"拖成"大病"才去就诊，切忌心存侥幸，一旦出现不可逆的损害（如失明），追悔莫及。

（罗　丹）

140. 白塞病中医证型分别有哪些，有什么好中药方子吗

白塞病的临床表现与中医学所描述的"狐惑病"极为相似，《金匮要略·百合狐惑阴阳毒病脉证治第三》中谓："狐惑之为病，状如伤寒，默默欲眠，目不得闭，卧起不安，蚀于喉为惑，蚀于阴为狐，不欲饮食，恶闻食臭，其面目乍赤、乍黑、乍白。"其对本病的临床表现、狐与惑的概念和治疗方药等作了论述，为后世医家认识、研究本病奠定了基础。

依据国家中医药管理局狐惑病(白塞病)中医诊疗方案和我们推荐的辨证论治方剂如下。

● 狐惑病(白塞病)中医辨证论治方剂

辨证分型	治疗原则	辨证施药	配方组成
湿热蕴结	清热利湿泻火解毒	甘草泻心汤龙胆泻肝汤	甘草泻心汤：甘草 12 克，黄芩、干姜各 9 克，生黄芪 20 克，黄连 6 克，大枣 15 克，半夏 10 克 龙胆泻肝汤：蒲公英 20 克，败酱草 18 克，龙胆草 10 克，炒黄芩、泽泻各 9 克，生地黄 7 克，栀子、木通各 6 克，生甘草 5 克
气滞血瘀	活血通络解毒疗疮	桃红四物汤	炙黄芪、生地黄各 15 克，桃仁、红花、牡丹皮、赤芍药、当归、川芎、茯苓、乌梢蛇各 10 克，炙甘草 6 克

（续表）

辨证分型	治疗原则	辨证施药	配方组成
脾虚湿滞	健脾益气 助运化湿	六君子汤	人参 9 克、白术 9 克、茯苓 9 克、炙甘草 6 克、陈皮 3 克、半夏 4.5 克
肝肾阴虚	滋补肝肾 养阴润络 兼清余热	左归丸 六味地黄丸	左归丸：熟地黄、菟丝子、牛膝、龟甲胶、鹿角胶、山药、山茱萸、枸杞子 六味地黄丸：熟地黄、山茱萸（制）、山药、牡丹皮、茯苓、泽泻
阴虚内热	滋阴降火 凉血理疮	知柏地黄丸 四妙勇安汤	知柏地黄丸：酸枣仁 30 克，生地黄、山药、茯苓、牡丹皮各 15 克，山茱萸 12 克，知母、黄柏、泽泻、菊花各 10 克 四妙勇安汤：金银花 9 克，玄参 9 克，当归 6 克，甘草 3 克
气阴两虚	填精益气 温补气血	参苓白术散 十全大补方	参苓白术散：人参 10 克、茯苓 10 克、白术（炒）10 克、山药 10 克、白扁豆（炒）7.5 克、莲子 5 克、薏苡仁（炒）5 克、砂仁 5 克、桔梗 5 克、甘草 10 克 十全大补方：党参 10 克、炙黄芪 10 克、肉桂 3 克、熟地黄 15 克、炒白术 10 克、炒川芎 6 克、当归 15 克、酒白芍 10 克、茯苓 10 克、炙甘草 6 克

（陈　永　管剑龙）

141. 白塞病能治愈吗，会不会复发

　　一般认为，白塞病属于自身免疫性疾病的一种，和许多内科疾病一样是无法治愈的，需要长期服用药物。中医药研究中，有文献显示"治愈"、随访多年"无复发"属于观察偏倚，结果不可信。

　　华东医院管剑龙教授发现，随着病情的良好控制，可以逐渐遵医嘱对药物进行减量。另外，临床中也确实发现部分患者(约 18％)在严格按照医嘱服药数年以后，逐渐减量和停药白塞病症状未在复发。所以，我们认为部分白塞病患者是可以治愈的，但需要严格遵从医嘱逐渐诱导缓解。对于服用少量药物或停药患者出现复发的，可临时增加药物，形成一种脉冲式治疗方式，从而减少用药。

（陈　永　管剑龙）

142. 白塞病会不会遗传

　　许多白塞病患者关心自己能不能要小孩？会不会遗传白塞病给下一代？白塞病患者可以生育，无论男性或女性患者都需要做两方面准备：一是积极治疗控制疾病至稳定状态（根据临床症状和化验结果由医生判断）；二是疾病稳定后停用沙利度胺等可导致胎儿畸形的药物，换用相对安全的药物 3～6 个月后才建议患者生育。并且，怀孕一般不会加重女性白塞病患者病情，宝宝一般身体健康。

　　白塞病是一种全身性免疫系统疾病，属于血管炎的一种。白塞病不是遗传病，但有一定遗传倾向，遗传概率多大目前没有医学结论，只有少量文献报道家族发病的病例。白塞病目前没有有效的预防方法，若白塞病患者的子女出现每月反复发作的口腔溃疡，及时至风湿科就诊排查白塞病即可。

（鲍华芳　管剑龙）

143. 白塞病外科手术的选择和时机是什么

　　白塞病典型症状为口腔、眼、生殖器及皮肤溃疡，可累及中枢神经、心脏、肠道、血管、血液等系统。3 种类型的白塞病需要手术治疗：肠白塞病出现肠穿孔、心脏瓣膜白塞病出现主动脉重度反流和血管白塞病动脉瘤形成。

　　这 3 类白塞病患者手术时机都需要在病情控制稳定、炎症指标（血沉、C 反应蛋白）正常且激素用量每日小于 10 毫克时进行。肠白塞病患者出现肠穿孔时需考虑手术治疗，单纯阑尾炎或肠溃疡不建议手术；心脏瓣膜白塞病患者需要行 Bentall 术，不建议行单纯换瓣术；血管白塞病动脉瘤形成建议患者实行支架置入术，且根据我们的经验，若炎症得以控制患者动脉瘤直径可缩小。

　　由于国人对白塞病了解不多，我们常在门诊见到患者未明确白塞病诊断直接至外科行手术治疗，手术失败后才来风湿科就诊。比如肠白塞病患者行肠溃疡切除术后出现肠道切口不愈合而形成小肠-腹壁瘘管；心脏瓣膜白塞病患者行单纯主动脉瓣置换术后出现人工主动脉瓣瓣周漏，甚至有患者行过 3 次换瓣手术。

　　因此当患者明确白塞病诊断且具有手术指征时，需在风湿科医生建议下至外科行手术治疗。

（鲍华芳　管剑龙）

144. 白塞病日常防护方法有哪些

中医学强调"三分治，七分养"，这"七分养"实质上就是日常防护。白塞病患者需注意日常生活中进行积极防护：①养成规律的生活习惯，不过度劳累，使身体能得到充分的休息。②白塞病患者应加强眼部卫生，存在眼部病变的患者应严格遵医嘱服药，并根据病情需要配合局部用药。③注意个人卫生，保持皮肤和会阴清洁，避免衣物对皮肤的损害。④掌握关于白塞病相关信息，关注自身健康，定期复查，及时发现病情变化并调整治疗方案。⑤适当参加体育锻炼，增强体质。⑥饮食宜清淡，禁辛辣、肥腻等刺激性食物，禁烟酒。⑦口腔溃疡者应增加漱口次数，不食用过热过烫、质硬、有刺激性的食物。

（马海芬　管剑龙）

145. 白塞病患者饮食需要注意什么

其实大部分疾病并不存在绝对不能吃的东西，归根结底还是离不开八个字：合理膳食，均衡营养。

而白塞病也是离不开这八字。在明确这个大原则的基础上我们再来谈白塞病饮食的问题。首先就是要戒烟限酒！尤其是患有高血压、糖尿病等基础疾病的患者。因为白塞病为一种以细小血管炎为病理基础的慢性进行性复发性多组织系统损害疾病，而吸烟会损伤血管内皮细胞，从而加重血管炎症，所以戒烟势在必行。至于饮酒，可以一周 1～5 次少量饮用，每次饮用酒精量男性不超过 25 毫升，女性不超过 15 毫升。其中红酒和黄酒（米酒）都比白酒好。因为白酒除了能量外不含其他营养素，而红酒和黄酒富含蛋白质、维生素和氨基酸等，适量饮用反而有些益处。

其次，应注意少食用刺激性食物，如生姜葱蒜、油炸烧烤、酱醋辣椒、桂圆荔枝；可以多食用清淡化湿之品，如赤小豆、绿豆、西瓜、冬瓜、薏苡仁及新鲜的蔬菜和水果。至于海鲜鱼虾、猪羊牛肉都是可以食用的，当然前提是适量食用，不暴饮暴食。

需要强调的是，对于口腔溃疡反复的白塞病患者，饮食控制显得更加重要，并且在每次吃完后养成漱口的好习惯，可以用淡盐水或者药物漱口水漱口，保持口腔清洁。除了以上所说，过油过咸、过烫过冷、过于粗糙的食物都应该尽量避免。但也不能因为溃疡疼痛而不进食，可以吃一些柔软的食物甚至流质、半流质等，并且少食慢食。比如鱼汤、鸡汤，或者把红豆、绿豆、薏苡仁等打磨成糊状或粥状，水果蔬菜榨汁，既不影响口感也保留了营养。需谨记疾病期间必须保证充足的营养摄入才能更快恢复健康。中国居民的营养摄取种类与数量具体可以参考《中国居民膳食指南》(链接：http://dg. cnsoc. org/)。

总结来说，白塞病的饮食原则，戒烟限酒，以清淡为主，少食慢食多餐，高热量、高蛋白质、高维生素饮食，口腔溃疡严重者宜食用易消化无渣流质饮食，少食辛辣刺激性的食物，多食清淡化湿食物。除了饮食，白塞病患者应当生活规律，杜绝不良的生活卫生习惯，避免加班熬夜，切勿过度劳累，适度运动，提高免疫力。但是患者也需要明白饮食治疗只是一个辅助手段，要想治疗白塞病还是需要医生给予正确专业的医学指导与治疗，切不可讳疾忌医。

（陈瑜佳　管剑龙）

146.　如何对白塞病患者进行心理疏导

白塞病患者会存在焦虑、紧张等负面情绪，可能来自对疾病本身的诊断和治疗，也有家庭、社会及经济问题而加重了心理负担。过度的焦虑破坏了心理平衡，影响疾病治疗及预后，因此，正确的心理辅导是很有必要的。根据不同患者的性格及文化层次，给予不同的交流，帮助患者准确认识白塞病，并针对患者病情对其治疗方案及预后进行分析，使患者对其有一定了解，消除患者顾虑，增加患者信心。同时，还应做好患者家属的思想工作，以取得家属的支持，指导家属参与治疗过程，给予患者更大的支持，让其获得感情上的满足。在疾病过程中，患者既不能顾虑太多，对治疗及预后悲观失望，也不能掉以轻心，不遵照医嘱进行治疗及防护。虽然白塞病的病程绵延，但只要积极配合医生治疗，纠正不良生活习惯，合理安排饮食，同时保持乐观向上的心态，大多数患者预后良好。

（马海芬　管剑龙）

147.　白塞病患者如何锻炼以提高免疫力

情绪、天气、饮食、睡眠、免疫力下降是疾病加重的常见诱因，白塞病是一种自身免疫性相关的变异性血管炎，临床表现多样、病程迁延，需在一段时间内长期服用药物控制病情，病痛的同时还会给患者带来诸多负面心理。因此，白塞病患者可适量运动，一方面可以增强机体抵抗力，抵御药物应用过程中诸如感染、免疫低下等药物相关及疾病本身所致并发症；另一方面，运动还可平和人的情绪，有益病情恢复。

在项目选择上可考虑相对柔和的运动，快步走先根据自身体能和病情确定速度(以100～140步/分为宜)，运动中保证大幅度地摆动和舒展手臂，以刺激淋巴结，有利于皮肤排出毒素。可在傍晚选择空气清新的地方进行深呼吸运动，先放松腹部，接着用鼻子平稳地深吸气，可感觉到腹部鼓起，直到完全膨胀，让气体在体内停留4秒钟，再用嘴慢慢将气呼出。此外，太极拳、舞蹈、瑜伽、散步、游泳、打羽毛球、踢毽子等有氧运动，均可有效改善全身血液循环，又不至于运动过度导致机体代谢废物高负荷给机体造成负担，患者可根据自身条件、疾病情况和爱好选择。

锻炼的要求：①不宜剧烈，尤其是疾病活动期，过度运动可能会加重溃疡的疼痛感，汗液分泌还可能使原本有溃疡的皮肤黏膜增加感染的机会，建议以运动过程中无不适感为度。②贵在坚持，运动对于身心境界的提高非一日之功，不能心血来潮，要持之以恒，在锻炼中获得乐趣。③锻炼时间，锻炼的最佳时间是下午4点到晚上正常睡觉前，这段时间锻炼身体是最好的。此外，要保证足够的锻炼时间，每日至少30分钟。④劳逸结合，运动前要保证足够的睡眠，切不可抱有完任务的心理，拖着疲惫的身体去锻炼。⑤因人而异，例如有生殖器溃疡的患者最好不要多跑，可选一些缓慢的有氧运动。

（叶京芬　管剑龙）

抗｜磷｜脂｜抗｜体｜综｜合｜征

148. 什么是抗磷脂抗体综合征

抗磷脂抗体综合征(APS)是指由抗磷脂抗体引起的一组临床征象的总称。其诊断必须同时具备特征性的临床表现：血栓形成或病态妊娠和抗磷脂抗体持续阳性，即抗心磷脂抗体、抗 β_2 糖蛋白 I (β_2GP I)抗体和/或狼疮抗凝物阳性。血小板减少是一重要的临床表现。临床表现从无症状到恶性抗磷脂抗体综合征程度不一。抗磷脂抗体综合征可以单独存在，也可继发于系统性红斑狼疮或其他自身免疫病。药物和感染可诱发抗磷脂抗体一过性阳性，但不会引起抗磷脂抗体综合征。原发性抗磷脂抗体综合征的病因目前尚不明确，可能与遗传、感染等因素有关。多见于年轻人，男女发病比率为 1：9，女性中位年龄为 30 岁。

动、静脉血栓形成的临床表现取决于受累血管的种类、部位和大小。可以表现为单一或多个血管累及。静脉血栓形成比动脉血栓形成多见，且以下肢深静脉血栓最常见。动脉血栓多见于脑部与上肢。

胎盘血管的血栓导致胎盘功能不全，可引起习惯性流产、胎儿宫内窘迫、宫内发育迟滞或死胎。

当发生肾动脉血栓、肾脏缺血性坏死、肾性高血压、肾静脉血栓、微血管的闭塞性肾病和相关的终末期肾病统称为抗磷脂抗体综合征相关的肾病。

80％的患者有网状青斑，心脏瓣膜病变是晚期出现的临床表现，严重者需要做瓣膜置换术。此外抗磷脂抗体综合征相关的神经精神症状包括偏头痛、舞蹈病、癫痫、吉兰-巴雷综合征、一过性延髓麻痹等，缺血性骨坏死极少见。

（杨程德）

149. 抗磷脂抗体综合征是很严重的一种病吗

抗磷脂抗体综合征为一种以反复动脉或者静脉血栓、病态妊娠和抗磷脂抗体持续阳性的疾病。抗磷脂抗体综合征可继发于系统性红斑狼疮或者其他自身免疫性疾病，但也可单独出现（原发性抗磷脂抗体综合征）。从预后来讲，抗磷脂抗体综合征是一种相对严重，需要患者引起重视的疾病。抗磷脂抗体综合征可引起所有大、中、小及微动、静脉的血栓，血栓可单一部位发生，也可多处同时发生。此外，抗磷脂抗体综合征女性患者易出现反复自发性流产或死胎，可发生于妊娠的任何阶段，以妊娠第4～9个月最多。

这其中最严重的一种情况是某些患者可同时或短期内（数日至数周）进行性出现多部位（3个或3个以上）血栓形成，常累及脑、肾、肝或心等重要器官，出现多器官功能衰竭而死亡，称之为灾难性血管闭塞，即恶性抗磷脂抗体综合征（catastrophic anti-phospholipid syndrome, CAPS），坏死的组织进一步释放炎症因子引起系统性炎症反应综合征。其起病隐匿，进展迅速，死亡率高。虽然这种情况的发生率是非常低的，但对于抗磷脂抗体综合征患者而言，在确诊疾病以后如果能定期随访，听从医生的用药医嘱，减轻心理负担，是能够预防疾病的复发，从而大大改善预后的。

（杨程德）

150. 如何看懂抗磷脂抗体综合征化验单

抗磷脂抗体是一种以血小板和内皮细胞膜上负电荷磷脂作为目标抗原的自身抗体，包括狼疮抗凝物（LA）、抗心磷脂抗体（ACA）和抗 β_2 糖蛋白 I 抗体。抗磷脂抗体在正常生理条件下不存在，而当机体局部或全身组织发生炎性反应时，细胞表面的磷脂成分发生结构的改变，刺激机体免疫系统产生抗磷脂抗体。

磷脂是构成细胞膜的主要成分之一，不对称的分布在细胞膜双分子层内侧，通常情况下是一种隐蔽抗原，与免疫系统"绝缘"，当一些特殊情况导致细胞膜破坏时，隐蔽的磷脂分子暴露于免疫系统，便会受到抗磷脂抗体的"攻击"，在机体产生一系列病理改变，导致疾病的发生。

目前常用的血清学检查指标主要有狼疮抗凝物、抗心磷脂抗体和抗 β_2 糖蛋白 I 抗体。狼疮抗凝物是一种 IgG/IgM 型免疫球蛋白，作用于凝血酶原复合物。持续中高低度的 IgG/IgM 型抗心磷脂抗体与血栓密切相关，IgG 型抗心磷脂抗体与中晚期流产相关。抗心磷脂抗体分为两类，一类是非抗 β_2 糖蛋白 I 抗体依赖性抗体，多见于感染性疾病；另一类是抗 β_2 糖蛋白 I 抗体依赖性抗体，多见于自身免疫病。抗 β_2 糖蛋白 I 抗体具有狼疮抗凝物活性，与血栓的相关性比抗心磷脂抗体强，假阳性低，诊断敏感性与抗心磷脂抗体相仿。

　　诊断抗磷脂抗体综合征实验室标准：抗心磷脂抗体（IgG 或 IgM）中度以上水平（IgG 型＞40 GPL，IgM 型＞40 MPL），或狼疮抗凝物或抗 β_2 糖蛋白 I 抗体阳性。以上 3 项化验间隔 12 周，至少重复 2 次。

（杨程德）

151. 抗磷脂抗体综合征如何治疗

　　对原发性抗磷脂抗体综合征的治疗主要是对症处理、防止血栓和流产再发生。对无症状的抗体阳性患者不宜进行抗凝治疗。一般不需要激素或者免疫抑制剂治疗，除非对于继发性抗磷脂抗体综合征，如继发于系统性红斑狼疮血小板减少或者溶血性贫血等特殊情况。抗凝治疗主要应用于抗磷脂抗体阳性伴有血栓患者，或抗体阳性又有反复流产史的孕妇。在慢性期以口服抗凝治疗为主，长期抗凝治疗会降低血栓的复发率，但亦会增加出血机会，应特别注意。若采用华法林抗凝治疗应监测 INR（国际标准化比值），对动脉血栓应控制为 2.5～3.0，静脉血栓宜为 2.0～3.0。一般认为经良好抗凝治疗仍有血栓发生的患者，可加用羟氯喹。

　　抗磷脂抗体综合征孕妇应按以下情况处理：①既往无流产史，或妊娠前 10 周发生的流产，通常以小剂量阿司匹林治疗。②既往有妊娠 10 周后流产病史，在确认妊娠后，皮下注射肝素 5 000 单位，每日 2 次，直至分娩前停用。③既往有血栓史，在妊娠前就开始用肝素或低分子肝素治疗，在妊娠期不用华法林。④产后治疗，由于产后 3 个月内发生血栓的风险极大，故产后应该继续抗凝治疗 6～12 周；如果可能，在产后 2～3 周可以把肝素改为华法林。

　　对血小板大于 50×10^9/升的轻度血小板减少而不合并血栓的患者可以观察；对有血栓而血小板小于 100×10^9/升的患者要谨慎抗凝治疗；血小板小于 5×10^9/升患者禁止抗凝，可以用泼尼松，大剂量静脉丙种球蛋白注射，待血小板上升后抗凝治疗。

（杨程德）

152. 抗磷脂抗体综合征为什么容易流产

　　患有抗磷脂抗体综合征的女性妊娠期间容易发生子宫胎盘功能不良相关疾病，例如先兆子痫、胎儿宫内发育受限、反复流产等。其机制尚未完全明确，已有的研究表明涉及血小板和内皮细胞活化以及抗磷脂抗体的促凝作用导致的胎盘血栓形成参与其中。妊娠和产褥血栓栓塞性疾病的发生风险明显增加,并且该风险在患有抗磷脂抗体综合征的孕妇中尤其升高。一项前瞻性研究结果显示,怀孕或产后血栓栓塞性疾病的风险在患有抗磷脂抗体综合征的妇女中为 5％～12％(一般产科人群中比例为 0.025％～0.10％)。尽管血栓的形成可能是不良妊娠结局的一种机制,但并非所有受影响的胎盘都有血栓形成或梗死迹象。抗磷脂抗体对人胎盘滋养层具有直接作用,它可以减少滋养层细胞的活力、合体化和体外侵袭。并且,抗磷脂抗体可以影响滋养层细胞激素和信号分子的产生,刺激凝血和补体活化。

(杨程德)

153. 抗磷脂抗体综合征的患者如何备孕

孕前评估对保证孕妇和胎儿安全至关重要,评估项目包括四项:脏器损伤程度;相关自身抗体(SSA、SSB、$dsDNA$、$\beta_2 GP \ I$、LA、ANA);病情活动度和所使用的药物毒性。

孕期可使用一些毒性小的药物(羟氯喹、他克莫司、硫唑嘌呤等),既保证胎儿健康,也保证妊娠期间病情不复发。

(1) 抗磷脂抗体综合征患者必须用肝素(10 000～12 000 单位,每日 2 次,尤其是在第 12～32 周)皮下注射,加用小剂量的阿司匹林(81 毫克/日)。

(2) 如果肝素和阿司匹林治疗不能预防流产,应该在下一胎试用静脉输入免疫球蛋白[0.4 克/(千克·日),每月连续 5 次]。

(3) 如果静脉输入免疫球蛋白不起效,再下一胎可试用泼尼松(20～40 毫克/日)和小剂量的阿司匹林。抗磷脂抗体综合征的患者应该通过超声仪在妊娠早期仔细监测,并且在 20 周开始监测胎儿的心率。有血栓形成病史的妇女应该行抗凝治疗几个月直到分娩。

(杨程德)

154. 患了抗磷脂抗体综合征怀孕时需要注意什么

对每位患有抗磷脂抗体综合征的妇女妊娠期间,产科医生应该与风湿免疫科医生共同进行随访与管理。

(1) 要注意防止感冒,减少去人多的地方,减少感染的机会。均衡营养,注意休息。

（2）坚持用药。根据抗磷脂抗体综合征患者的个体情况不同，用药差别很大。孕期主要应用抗凝药包括低分子肝素与阿司匹林。具体的用法因人而异，要严格按照医嘱进行药物治疗，不可随意减量或者停药。有血小板减少者，需要激素治疗。对有反复流产史或者血栓史的高危患者，每个月可能还需要使用丙种球蛋白治疗。其他药物还包括羟氯喹、他克莫司、环孢素、硫唑嘌呤等，都要在医生的指导下用药。

（3）孕期按常规产前检查外，应监测血小板、自身抗体水平及胎儿发育情况。如使用低分子肝素，在使用时要定期监测活化部分凝血活酶时间（APTT）。除此以外，肝肾功能、电解质、尿常规、血沉、血糖等也应定期检查。

（4）长期使用糖皮质激素治疗，妊娠期易发生骨质疏松，应注意预防。抗磷脂抗体综合征孕妇妊娠期应行 B 超筛查排除胎儿畸形，注意胎心听诊，必要时进行胎儿心电图和超声心动图检查，了解胎儿心脏有无传导阻滞等异常。

（5）产后应继续抗凝及其他药物治疗，继续由风湿免疫科医生随访。对抗磷脂抗体综合征患者的定期随访与坚持治疗尤其重要。

（6）如在孕期，有任何突发情况，如流产的迹象、下肢红肿痛或者呼吸困难等应立即前往医院就诊。

（杨程德）

155. 年轻人"中风"和抗磷脂抗体综合征有什么关系

中风，即脑卒中，是由于脑动脉粥样硬化或血管内膜损伤脑动脉管腔狭窄，进而在多种因素的作用下，局部血栓形成，使动脉狭窄加重或完全闭塞，导致脑组织缺血、缺氧、坏死，引起神经功能障碍的一种脑血管疾病。多见于 45～70 岁的中老年人。但是当年轻人发生中风时，我们就要警惕发生抗磷脂抗体综合征的可能。

抗磷脂抗体综合征相关性的神经系统损害包括以缺血性事件为主的脑卒中、短暂性脑缺血发作、短暂性全面遗忘、颅内静脉窦血栓形成、不典型的偏头痛样发作、癫痫、多发性硬化症样综合征等。病程可以是急性起病的，也可以是慢性起病进行性加重。

抗磷脂抗体相关的脑卒中主要为缺血性卒中，脑动脉血栓形成最为常见。

研究显示,51 岁以下的中青年脑卒中患者抗心磷脂抗体阳性率达到 20.5％,狼疮抗凝物阳性率 8.1％,同时抗磷脂抗体阳性者脑卒中的复发率极高。脑卒中患者发病年龄较轻,多伴有其他脑血管疾病的危险因素,伴有冠心病的概率也较高,且动脉搭桥术后移植动脉发生再闭塞的概率较大,这可能与抗磷脂抗体导致的内皮功能障碍有关。抗磷脂抗体综合征合并心脏瓣膜病变引发的心源性脑栓塞也是可能原因之一。

抗磷脂抗体是颅内静脉窦血栓形成的重要危险因素。患者多年龄较轻,常出现后枕部头痛,静脉窦和深静脉系统同时受累,影像学上常见多发性脑梗死病灶。

(杨程德)

156. 抗磷脂抗体综合征需要忌口吗

抗磷脂抗体综合征患者在饮食上是有一些注意事项的。抗磷脂抗体综合征患者一般需要长期口服华法林来预防血栓的形成。华法林是香豆素类抗凝剂的一种,在体内有对抗维生素 K 的作用。可以抑制维生素 K 参与的凝血因子Ⅱ、Ⅶ、Ⅸ、Ⅹ在肝脏的合成。那么患者在饮食的时候建议避免过多摄入含有较高维生素 K 的食物,比如菠菜、羽衣甘蓝、布鲁塞尔芽菜、西兰花、卷心菜和植物油,特别是大豆、油菜、橄榄油和脂肪。因为这些食物会影响华法林的药效,导致血栓风险的增加。另一方面,抗磷脂抗体综合征患者大多存在维生素 D 的缺乏,所以在饮食及营养补充上可适当补充维生素 D 及富含维生素 D 的食物。此外,高血脂、高血压、糖尿病、肥胖也都是血液高凝状态的危险因素,所以在饮食上需要低脂、低糖,减少油炸食品等高热量食物的摄入,控制体重。

(杨程德)

157. 男性患了抗磷脂抗体综合征可以备育吗

抗磷脂抗体综合征男性发病率较低,男女发病率比率为 1∶9。男性抗磷脂抗体综合征患者以血栓事件为主要临床表现。男性患者静脉血栓的发生率远高于女性患者,高达 72.7％。研究显示男性患者吸烟的比例明显高于女性,可能是男性患者血栓比例高的原因之一。吸烟可以导致内皮细胞损伤、妨碍内皮细胞依赖的血管扩张,从而导致动脉粥样硬化的发生。因此,对于男性患者来说,除常规治疗外，应建议患者戒烟，避免血栓的反复发生。

目前临床上常用的治疗手段，如肝素、糖皮质激素、羟氯喹，无致畸作用，男性患者在病情稳定时，完全可以进行正常的夫妻生活以及生儿育女。由于男性患者血栓为多部位，且反复血栓发作，欧洲一项临床研究显示，有16.6%的患者在5年内再次出现血栓，并且在这些复发的患者中有54%接受了抗凝治疗。因此，对于男性患者，规律治疗、定期复查尤为重要，必要时需采用多种手段综合治疗。

（杨程德）

硬|皮|病|

158. 硬皮病是什么原因引起的

硬皮病是一种以皮肤增厚变硬和内脏广泛累及为特征的自身免疫性疾病，皮肤组织病理可见成纤维细胞增生和胶原沉积，皮肤汗腺、脂肪组织等附属器丢失。遗憾的是，硬皮病发病原因复杂，至今为止还未被彻底阐明，因而硬皮病目前还是尚未攻克的顽症。广大科研工作者通过大量的研究发现，硬皮病是在遗传和环境的促发下，血管微循环被破坏，血管内皮细胞损伤，免疫系统紊乱，效应细胞释放多种细胞因子，成纤维细胞活化增殖，胶原等细胞外基质过度沉积，导致组织纤维化。硬皮病发病主要由三个重要环节介导：①自身免疫紊乱；②血管内皮细胞活化，释放致病因子，微血管形态改变甚至血管床丢失，导致了硬皮病的血管病变；③成纤维细胞活化，分泌大量细胞外基质，导致纤维化过程。三者相互促进，互为因果，最终导致皮肤及内脏的纤维化病变。

疾病早期处于炎症和自身免疫活化阶段，通过积极的免疫抑制治疗，有望阻止疾病进一步发展，疾病晚期为纤维化阶段，皮肤和内脏组织如瘢痕一般坚硬，功能往往无法恢复，只能通过抗纤维化治疗，以期延缓纤维化进程，而血管病变临床上表现为手指遇冷或激动时变白变紫变红（雷诺现象）、指端溃疡、肺动脉高压等，此时则需要通过调节血管内皮细胞功能发挥治疗作用。随着人们对硬皮病发病机制认识的加深，从而得以研发出更多针对性的药物，使成功治疗硬皮病成为可能。

特|别|提|醒

硬皮病病因复杂，目前认为自身免疫紊乱、血管病变和纤维化是硬皮病发病的三大重要环节。

（梁敏锐　邹和建）

159. 硬皮病会影响内脏吗

硬皮病顾名思义是以皮肤变硬为主的一种疾病，其本质是一种以组织纤维化为特征性表现的复杂多基因性自身免疫性疾病,依据皮肤受累部位及是否有内脏受累可分为局灶性硬皮病和系统性硬化病。局灶性硬皮病一般较少有内脏累及,系统性硬化病患者除外最常见的皮肤系统(包括头面部、四肢、躯干)受累外,还会伴有其他内脏器官如胃肠道、肺、肾、骨骼肌肉系统和心包受累的表现。

在系统性硬化病患者中,几乎所有的患者均会出现胃肠道受累的症状,包括咀嚼困难、吞咽困难、胃食管反流、胃胀、腹胀、腹泻和便秘等。肺脏受累见于大多数患者,且间质性肺病和肺动脉高压是目前患者的主要死亡原因。间质性肺病初期可表现为活动后呼吸困难和疲劳,晚期可见不典型胸痛和干咳;而肺动脉高压早期可无明显临床表现,晚期可出现呼吸困难、疲劳、胸痛及晕厥。肾脏受累的主要表现为恶性高血压、血浆肾素和血肌酐水平进行性升高,伴有头痛、乏力、高血压视网膜病变、脑病和肺水肿等系列症状,又称为硬皮病肾危象,既往死亡率极高,目前经血管紧张素转化酶抑制剂治疗后,预后得到了明显改善。几乎所有的患者都存在肌肉骨骼症状,最常见的是疼痛、僵硬和弥漫性肌肉不适,严重者难以完成日常活动。心包受累因诊断手段的限制,临床中往往被低估或忽视,主要临床症状有呼吸困难、胸痛或心悸等不适。此外,系统性硬化病患者还可出现甲状腺功能减退及桥本甲状腺炎等内分泌系统受累的表现。

特别提醒

系统性硬化病患者除皮肤系统受累外,还可累及全身各个系统。因此,对患者整体病情的评估和治疗应该更加的全面,对可能造成患者死亡的主要原因应定期检测和及早干预治疗。

(杨　雪　邹和建)

160. 硬皮病为什么也会累及肺部呢

硬皮病也是自身免疫性疾病之一,以微血管病变、皮肤和多种内脏器官纤维化为特征,会累及全身多个脏器,其中比较常见的就是肺部。肺部受累有两种表现:间质性肺疾病和肺动脉高压。

肺间质包括肺泡上皮细胞和血管内皮细胞之间的组织,包括结缔组织、淋巴管、神经等。肺间质的功能类似于滤过膜,主要是帮助将呼吸道吸入的氧气转换为血里的氧气,提供给各器官使用。间质性肺病会导致肺纤维化改变,导致这层"滤过膜"增厚,吸入的氧气无法转换,临床表现为胸闷、气急等缺氧改变,严重时可导致呼吸衰竭。

肺动脉高压指肺动脉压力升高超过一定临界值的一种血流动力学和病理生理状态，可导致右心衰竭。肺动脉压力有两种检测方法，一种是通过心超测量来估测，优点是无创、可重复，缺点是可能与真实肺动脉压力有一定差异。一种是通过经皮穿刺放置右心导管直接检测，优点是检测数值较精确，缺点是此项检查为有创检测，有一定风险，需要由有经验的心内科医生完成。硬皮病引起的血管病变会导致肺动脉高压，临床表现为胸闷，活动后气急，严重时可导致心力衰竭。

特别提醒

如果在病程中出现胸闷、气急不适，要及时复查肺部高分辨率 CT 和心超，即便没有症状，建议作为常规体检项目一年复查一次。

（宣丹旦　邹和建）

161. 硬皮病患者的手指和/或脚趾为什么会发白发紫呢

这种现象医学上称为雷诺现象，指的是指（趾）端血管因疾病导致支配血管壁的神经功能紊乱、血管腔狭窄或闭塞，在低温、紧张等情绪变化和其他导致血管收缩的因素的刺激作用下，发生痉挛，而引起指（趾）端皮肤颜色的变化。通常可分为三个时期，即苍白期，发作部位可伴有冰冷、麻木疼痛感；青紫期，细小动脉处于痉挛状态，血流缓慢或瘀滞，血中氧含量减少，表现为皮肤的青紫状态；潮红期，血管痉挛解除后反应性充血，皮肤呈现潮红现象，血流灌注正常后肤色和症状可恢复缓解。雷诺现象多反复发作，尤其在寒冷季节。长期的反复发作，常可导致指（趾）端的缺血坏死，有时可继发感染。严重者末节指（趾）骨缺血坏死后发生溶解、吸收、变短。

硬皮病患者中约 90% 以上有雷诺现象，为疾病分类诊断标准之一。毛细血管镜检查可发现指（趾）甲皱襞毛细血管襻的扩张或消失，有助于诊断。保暖、控制情绪和戒烟酒等可引起血管收缩的因素有助于减少发作。

（孔　宁　邹和建）

162. 硬皮病需要吃激素吗

硬皮病是以纤维化和微血管病变为主要特征的一类结缔组织病，可累及皮肤、骨和关节、消化系统、肺、心、肾等系统。临床上硬皮病的皮肤病变可分为水肿期、硬化期和萎缩期。

治疗风湿免疫病的激素通常指的是"糖皮质激素",又名"肾上腺皮质激素",是由肾上腺分泌的一类甾体激素,也可由化学方法人工合成。可调节糖类、脂肪和蛋白质的合成和代谢,还具有抗炎、抑制免疫、抗休克等作用,称其"糖皮质激素"是因为其调节糖类代谢的活性最早为人们所认识。糖皮质激素在临床上根据半衰期可分为短效、中效、长效三类,目前在风湿免疫病中以应用中效糖皮质激素为主,代表药物是泼尼松(强的松)和甲泼尼龙,长期大量应用糖皮质激素可引起向心性肥胖、感染、消化道溃疡、骨质疏松、肌肉萎缩、高血糖、高血压等不良反应,因此很多人闻激素色变。

糖皮质激素在硬皮病的治疗上一直存在争议。目前,比较公认的是存在肺间质病变时可以应用中等剂量或以上的糖皮质激素。对于肌炎、肺动脉高压、皮肤病变的早期(水肿期)可应用中小剂量糖皮质激素。应用糖皮质激素(泼尼松≥15毫克/日)是出现硬皮病肾危象的危险因素。因此,在硬皮病患者中应用糖皮质激素时应密切监测患者的血压和肾功能,对硬皮病晚期的患者,特别是肾功能不全者,糖皮质激素应慎用。对于指端溃疡、皮肤色素沉着及脱失、雷诺现象、胃肠道表现时一般糖皮质激素效果不佳。

特 别 提 醒

参照抗炎作用,泼尼松 5 毫克＝甲泼尼龙 4 毫克,两者可等量换算,两者在不良反应方面并无明显优劣,因泼尼松需肝脏代谢活化为泼尼松龙(氢化泼尼松)才能有效,故严重肝功能不良者不宜使用泼尼松。

(于一云　邹和建)

163. 硬皮病需要长期吃药吗

硬皮病是否需要长期服药因人而异,一般来说,大部分患者都需要长期服药。患者一旦确诊硬皮病,应立刻接受全身检查评估病情,若已经出现明显的雷诺现象或指端溃疡、消化系统受累、肺部间质性病变、肺动脉高压、心脏或肾脏受累,则需要长期维持药物治疗,如使用激素和免疫抑制剂,以及扩血管改善微循环等治疗。但需要重点指出的是,患者若长期服药,必须定期随访,在医生指导下根据病情及药物疗效调整方案及药物剂量,同时警惕药物不良反应。

另外，也有少部分患者仅累及四肢末端皮肤，病变程度轻，无脏器受累，检查C反应蛋白等炎症指标无异常升高，并且经严密观察患者病情进展缓慢，此类患者可暂不需要特殊药物治疗，或者可以酌情接受活血化瘀等中医中药治疗。但同样需要强调，此类患者需要严密随访，监测病情，一旦出现病情活动或进展趋势，则需要立即接受规范化的治疗。

（朱小霞　邹和建）

164. 硬皮病有什么忌口

硬皮病患者是要忌口的。

胃肠道是硬皮病最常受累的脏器。由于疾病导致患者的消化道胶原纤维增生和硬化，消化道蠕动功能缓慢、胃食管反流、消化吸收功能不良及肠道菌群紊乱等，使硬皮病患者产生食欲不振、腹痛、腹胀、腹泻与便秘交替等一系列消化道症状，重者甚至可出现吞咽困难。所以硬皮病患者要避免进食不易消化、油腻的食物，如牛乳、奶油、干果、油料、果仁、油炸食品及油酥点心、肥肉、油腻的荤汤等；易产气致腹胀的食物，如炒黄豆、蚕豆、豌豆、红薯尽量不吃；不新鲜、易变质的食物，如腌制、熏烤的肉类等也要少吃；有胃食管反流的硬皮病患者需注意避免生冷辛辣刺激性食物。饮食上以低脂、低盐、富含蛋白质及纤维素、易消化且营养丰富的饮食为主，适当增加蔬菜、水果和谷类食物在膳食中的比例。

特别提醒

皮肤病变在初期或肿胀期者，皮肤红肿、皮温较高，中医辨证来讲属于湿热瘀阻，则不宜进食温性食品，尤其不能进食辣椒、韭菜、酒、羊肉、狗肉等辛辣刺激的食物，可以适当进食寒凉性食物。

（郑舒聪　邹和建）

165. 硬皮病会遗传吗

硬皮病是不明病因的复杂性自身免疫性疾病。多项研究已经发现硬皮病的发病与遗传因素密切相关。从早期的候选基因研究到近年来的全基因组关联研究，大量的遗传易感因素与硬皮病的临床表型密切相关，提示遗传因素对于硬皮病的发病具有重要作用。硬皮病的发生除了与人类白细胞表面抗原（HLA）区域的基因密切相关外，也与非 HLA 区域的基因密切相关。硬皮病发病率和患病率根据地理位置和方法学的不同存在很大的差异，每年发病率为(2.3～22.8)/100 万,患病率为(50～300)/100 万。

疾病的家族聚集被认为是遗传性疾病易感性的证据，但这样的聚集也有可能被解释为环境暴露，遗传背景共享或基因和环境之间的相互作用。硬皮病在一级亲属中的发病风险高于普通人群。美国的一项研究显示，硬皮病患者一级亲属发生硬皮病的概率为 1.6%,高于一般人群的 0.026%。也就是说硬皮病患者下一代硬皮病的发病率约是正常人的 14 倍。

大部分数据显示，硬皮病患者生育能力正常，但是在妊娠期间发生高血压或不成熟的胎儿丢失的风险增加。

特别提醒

硬皮病患者的一级亲属中自身免疫性疾病发病率高达 36%,其中甲状腺功能减退、甲状腺功能亢进、类风湿关节炎和系统性红斑狼疮是最常见的。

（薛　愉　邹和建）

多发性肌炎和皮肌炎

166. 怀疑多发性肌炎和皮肌炎需要做哪些检查确诊呢

从医学角度来说，多发性肌炎和皮肌炎是炎性肌病中的代表性疾病，而炎性疾病又是什么呢？它们是一组以近端肌肉无力和骨骼肌非化脓性炎症为主要特点的疾病。为了能让老百姓更直观更容易理解，我们可以说多发性肌炎就是肌肉发生了炎症，皮肌炎就是在肌炎的基础上又出现了特征性的皮肤表现。

如果患者出现以下症状，要怀疑有多发性肌炎、皮肌炎的可能，比如梳头、穿衣时出现抬高手吃力，下蹲站起和上楼梯困难，逐渐发展，患者不能自己由卧位转为坐位（不能做"仰卧起坐"的动作），严重者出现行走困难，最后卧床不起。怀疑仅仅是可能，要确诊是否有多发性肌炎和皮肌炎，必须要到医院做进一步检查包括血液学、肌电图和肌肉活检等来明确诊断。下面我们来看看医生会给我们具体做哪些检查呢？

首先是血液学检查，你会发现医生将开出很多化验单，包括血常规、血沉、肝肾功能、肌酶和自身抗体谱等，一方面是为了明确诊断，同时也为了与其他疾病进行鉴别诊断。其中血清肌酶（包括肌酸激酶、醛缩酶、谷草转氨酶、谷丙转氨酶、乳酸脱氢酶）的升高有助于判断肌病的存在。在炎性肌病中，肌酶水平一般都较高，但值得注意的是，肌酶升高对于炎性肌病的诊断并不具有特异性，也就是说，即使肌酶升高也不代表就是多发性肌炎和皮肌炎。肌酸激酶（CK）是表明炎性肌病最敏感的指标，但是也有部分患者表现为肌酸激酶正常而另一种肌酶（比如转氨酶）升高。多数情况下血清肌酶的活性与病情变化是一致的。血清肌酶常在肌力改善前 3～4 周开始下降，病情复发时又会上升。很多炎性肌病患者的血清中还可检测出自身抗体。有一些抗体只出现在多发性肌炎、皮肌炎中，称为肌炎特异性抗体，比如抗 Jo-1 抗体、抗 SRP（信号识别颗粒）、抗 Mi-2。

除了血液检查，肌电图检查在判断骨骼肌病变的分类、范围和严重性上也很有价值。虽然肌电图改变无特异性，但能区分神经源性和肌源性改变。多发性肌炎和皮肌炎患者绝大多数有肌电图异常，表现为肌源性损害，但晚期患者也可出现神经源性损害。

肌肉活检和组织学检查，这对于确诊炎性肌病是必不可少的，这是一种有创性的检查，肌肉活检可发现肌纤维变性、坏死、肌萎缩与再生，肌纤维间质炎症细胞浸润，小血管阻塞，毛细血管内皮增生等病理改变，可以说是我们诊断的金标准。

其他还有影像学检查，主要是指超声检查、CT 和 MRI。CT 可以很好地区分正常肌肉和病变的肌肉，用于判断病变的范围。而 MRI 能够检测出早期和轻微病变或小范围的病变，可以监测炎性肌病对治疗的反应。

（赵东宝）

167. 多发性肌炎和皮肌炎还需与哪些疾病鉴别

肌无力、肌酶增高或者有皮疹就是多发性肌炎或皮肌炎吗？回答当然是否定的，在诊断多发性肌炎或皮肌炎前我们一定要注意和其他疾病相鉴别，因为有很多疾病也可出现肌无力、肌酶增高或皮疹的损害。我们通过以下几个典型的误诊病例来了解一下其他可能与多发性肌炎和皮肌炎容易混淆的疾病。

肌酶增高被认为是心肌梗死：我们知道，心肌梗死是心血管疾病，在急性心肌梗死和严重的心肌炎时肌酶谱包括我们前面提到的肌酸激酶也会升高，有的临床医生一看到肌酶谱升高就考虑到是心脏疾病，而忽略了肌病的可能，其实具有特征性的心电图改变（心肌梗死）以及患者出现四肢近端肌肉无力（肌炎）可以帮助我们来鉴别。

肝功能异常被误诊为肝炎：为什么会误诊为肝炎呢？主要是因为肌酶谱中包括肌酸激酶、谷草转氨酶、谷丙转氨酶、乳酸脱氢酶等升高导致，其中谷丙转氨酶、谷草转氨酶和乳酸脱氢酶也是肝酶，代表肝功能，肝脏损害时，这些酶都会升高。我们的肌病患者往往表现为肌无力，很容易给人造成乏力的假象，加上肝酶的升高，临床医生就会顺着"疲乏—转氨酶增高（肝功能异常）—肝炎"这样的思维进行诊断，而忽略了肌肉损害的可能。

其实谷草转氨酶和谷丙转氨酶还是有所不同的，即使这两个酶都升高，根据升高程度的不同还是具有一定临床意义的。虽然它们都来源于肌肉和肝脏，但谷草转氨酶更多地来自肌肉,而谷丙转氨酶更多地来自肝脏。因此当谷草转氨酶明显高于谷丙转氨酶时,要注意排除有无肌肉损害的可能,如果相反,则主要考虑为肝损害。

误诊为重症肌无力:重症肌无力是一种由于神经末梢与肌肉接头处、神经介质的异常所引起的病变。和多发性肌炎一样,也可表现为肌无力。但是重症肌无力伴有眼睑下垂,具有晨起时症状较轻,白天逐渐加重,傍晚更加明显的"晨轻暮重"的特点,而且四肢近端和远端肌肉均无力,这和肌炎的近端肌肉受累,远端不受累的特点是有所区别的。比如说,肌炎的患者即使肌无力严重已经到了卧床不起的地步,但是你和他握手他的手还是很有力的。

被误诊为肌炎的风湿性多肌痛:风湿性多肌痛多见于 50 岁以上的老年人,由于表现为持续性颈、肩胛带和骨盆带肌严重疼痛及僵硬,会被考虑有肌炎,但是除血沉增高外,风湿性多肌痛患者的血清肌酶谱、肌电图、肌活检都是正常的。

(张兰玲)

—— 专家简介 ——

张兰玲

张兰玲,上海市长海医院风湿免疫科副主任医师,副教授。

现任上海市医学会骨质疏松专科分会第六届青年委员会副主任委员,上海市医学会风湿病专科分会第八届委员会委员,中华医学会风湿病学分会第十届委员会青年委员,中国医师协会风湿免疫科医师分会第一届青年委员会委员等职。

长期从事风湿免疫性疾病及骨质疏松症的研究。

168. 多发性肌炎和皮肌炎患者如何制订诊疗方案

前面我们已经对多发性肌炎和皮肌炎的诊断和鉴别诊断进行了介绍,诊断明确以后,还要注意明确是否并发肺间质病变。肺病变与肌无力程度并无相关性,也就是说并不是表现严重的肌炎就合并间质性肺炎。急性型可表现为急性发热、呼吸困难、干咳、发绀,继而出现呼吸衰竭,预后较差。慢性型起病隐匿,进展缓慢,患者可出现进行性呼吸困难,干咳,易继发感染及咯少量血。而间质性肺炎由于早期症状和体征不明显,往往容易被忽视,而它又是导致患者死亡的一个主要原因,临床上须引起患者和医生的足够重视。单纯的肌炎和合并有肺间质病变在免疫抑制剂的选择上是有所不同的。

还有一点需要指出的是,即使诊断了多发性肌炎和皮肌炎,千万别忘了排除肿瘤的可能。因为有 20%～30% 的多发性肌炎患者合并有恶性肿瘤,有些患者是肌炎与肿瘤同时起病,有些是肿瘤在先,肌炎在后,也有得肌炎数月或数年后发现肿瘤。有一部分患者如果按多发性肌炎治疗效果不理想,难以达到完全缓解或是病情反复不好控制的时候,要想到有无合并肿瘤的可能。

多发性肌炎、皮肌炎的诊断一旦明确,就应立即进行药物治疗,药物主要包括糖皮质激素、免疫抑制剂(甲氨蝶呤、硫唑嘌呤、环磷酰胺)以及丙种球蛋白等,具体治疗方案以下会有详细介绍。

(张兰玲)

169. 如何选择多发性肌炎和皮肌炎的治疗药物

糖皮质激素是治疗多发性肌炎和皮肌炎的一线药物,所谓一线药物就是基础药物,必须使用的药物。

初始的糖皮质激素的剂量以泼尼松为例,每日 1～2 毫克/千克,单次给予。对于非常严重的病例,可以分次给予或静脉给予甲泼尼龙。一旦开始使用,每日大剂量泼尼松治疗就必须持续到肌力改善。越早期给予糖皮质激素治疗,起效就越快,疗效就越好。

在治疗期间,应定期复查肌力和肌酶,虽然肌酸激酶是一个有用的监测指标,但肌力的改善其实更重要。一旦病情得到明显缓解,泼尼松就应逐渐减量,约每月减 10 毫克,减至较小剂量后,可由每日改为隔日口服。糖皮质激素治疗 6 周后无效或仅有部分改善后,必须考虑是否增加其他药物。可选用的免疫抑制剂有甲氨蝶呤和硫唑嘌呤。甲氨蝶呤每周口服 5～15 毫克或静脉注射 15～75 毫克。治疗前应进行肝功能和肺功能检查。硫唑嘌呤通常剂量为每日 2～3 毫克/千克(最大剂量为 150 毫克),一次性口服。

对类固醇抵抗的患者还可以使用其他免疫抑制剂治疗,羟氯喹可用于治疗皮肌炎的皮肤病变,甚至可用于伴有恶性肿瘤的患者,但是对肌炎无效。口服泼尼松联合静脉使用环磷酰胺对儿童和小部分成人有效,但对于小部分长程肌炎、肺间质病变未见明显效果。小剂量环孢素(2.5～7.5 毫克/千克)对其他治疗无效的儿童或成人患者仍然有效并且安全。环孢素与甲氨蝶呤也已被联合应用。

目前有越来越多的患者使用静脉注射丙种球蛋白来治疗，该方法对皮肌炎最有效，剂量为每月 1～2 克/千克。

（张兰玲）

170. 为什么多发性肌炎和皮肌炎患者需警惕恶性肿瘤

近年许多文献报道了皮肌炎合并恶性肿瘤，并且肌炎常常表现在出现肿瘤的前 2 年，有血液系统肿瘤和实体肿瘤。血液系统肿瘤多见于淋巴瘤，实体瘤可有鼻咽癌、肺癌、卵巢癌、乳腺癌及结肠肿瘤等，其中乳腺癌、卵巢癌、胃肠癌多见。

肌炎和肿瘤之间存在相关性，但这种相关性的机制尚不清楚。有几种可能，首先，多发性肌炎和皮肌炎的病理特征是细胞毒 T 细胞的浸润，皮肌炎还有 B 淋巴细胞的浸润，同时会呈现出多种细胞因子和炎症趋化因子，肌炎患者由于长期的慢性炎症、免疫抑制治疗导致肿瘤发生。其次，肌炎本身就是恶性肿瘤的一种表现（副癌综合征）。还有一种可能就是肿瘤和肌炎存在共同的发病机制。

虽然肿瘤与肌炎有关，但也不能草木皆兵。哪些肌炎需警惕肿瘤的可能呢？首先，年龄大于 40 岁（尤其男性）；有坏死性皮疹、恶性红斑；肿瘤指标高；抗 p155/140 抗体阳性；常规激素及免疫治疗疗效不佳；持续血沉增高、贫血、低蛋白血症；IgM 突然由高变低等。以上患者具有较高合并肿瘤的风险。

无论发病机制如何，在多发性肌炎和皮肌炎的诊断、治疗及疾病复发的每个过程都需警惕肿瘤的可能，密切观察一系列并发症并做相应的肿瘤筛查。

（赵东宝）

171. 多发性肌炎和皮肌炎患者饮食上需注意什么呢

多发性肌炎和皮肌炎的患者就其疾病本身饮食上没有明确的限制，可该类患者由于长期使用激素治疗，容易继发高血压、高血脂、高血糖（"三高"）及应激性溃疡等。为此，饮食上需根据患者的症状、体征及实验室检查选择适合自己的饮食方案。比如有"三高"，就需执行低盐低脂糖尿病饮食，也就是需有自己的个性化饮食。同时考虑多发性肌炎和皮肌炎的病理是淋巴细胞浸润导致肌纤维变性、坏死。为了维护肌纤维的修复，需要多吃维生素、蛋白质含量高的食物。

部分多发性肌炎和皮肌炎的发病与药物有一定的相关性，尽量避免与肌病有相关性的药物，比如有成瘾性的可卡因、美沙酮；他汀类降血脂药；在治疗用药中避免使用含氟的糖皮质激素如地塞米松等。

（徐　霞）

—— 专家简介 ——

徐　霞

徐霞，上海长海医院风湿免疫科副主任医师。

熟练掌握风湿科常见病的诊治，对风湿科的许多疑难疾病，如巨噬细胞活化综合征、无肌炎皮肌炎等疾病有丰富的诊治经验。近10来积极参与国内外多项临床药物试验，具有丰富的经验，较早地参与到疾病的前沿治疗。

172. 多发性肌炎和皮肌炎患者如何监测病情

多发性肌炎和皮肌炎患者的病情监测包括三个方面，且在整个疾病的治疗、随访过程中这三者缺一不可，即肌乏力、肌痛及伴随症状的缓解；肌酶及炎症指标的下降；并发症的控制。

首先，需监测患者四肢肌肉乏力症状是否缓解。比如治疗前梳头、穿衣时出现抬高手吃力，下蹲站起和上楼梯困难等症状是否改善。需要注意的是，临床上肌力的恢复常滞后于肌酶的下降3～10周，在监测病情时肌力的恢复有一定的过程，无需急于求成。但肌乏力常是疾病复发的一个征兆。皮肌炎患者常常有典型的皮疹，比如 Gottron 疹、向阳疹等，皮疹加重常常提示病情复发，需要及时就诊。

其次，肌酶和炎性指标的监测。患者复诊时，医生常常开具化验指标，检测的就是肌酶、炎症指标；免疫抑制剂药物治疗过程中监测是否有血常规、肝肾功能损害。临床上肌酸激酶是多发性肌炎、皮肌炎最敏感的指标，肌酸激酶升高常提示炎症活动，多与病情变化一致，是肌肉损伤严重性的标志。虽然谷草转氨酶、谷丙转氨酶特异性较差，也不容忽视。常规肌酶正常而患者肌乏力症状明显时，仍需考虑肌酶谱较窄、重症肌病或存在肌酸激酶活性抑制剂等情况，不能完全凭肌酸激酶的高低而评估病情的轻重，需行进一步的临床检查全面分析，比如拓宽酶谱，可行醛缩酶、乳酸脱氢酶检查，复查肌电图、肌肉核磁共振检查等。炎症指标血沉和 C 反应蛋白的水平与疾病的活动度并不平行，但是临床上也需监测以便综合评估病情。临床上约 20％的肌炎患者血沉大于 50 毫米/小时，50％的肌炎患者的血沉和 C 反应蛋白可以正常。需要注意的是，遇到肌乏力、肌痛、皮疹等症状明显，虽然肌酶正常，还需考虑无肌炎皮肌炎（重症肌炎）的可能，这种患者往往合并重症间质性肺炎，胸闷、呼吸急促明显。

第三，并发症的控制。如果患者食管炎、间质性肺炎加重都预示预后不良。患者需警惕突然出现饮水呛咳、吞咽困难、胸闷气急等情况，这些症状可能提示肌炎加重，累及食管、咽肌及呼吸肌，间质性肺炎加重等。需及时就诊，全面复查，尽快治疗。

（徐　霞）

173. 多发性肌炎和皮肌炎适合做什么样的锻炼呢

回答这个问题，首先我们要了解疾病的病理特点。多发性肌炎和皮肌炎的病理特点是炎症导致肌纤维变性坏死、正常肌细胞减少。因此，除了药物（如激素、免疫抑制剂）的治疗，我们还需配合肌肉功能锻炼的康复治疗。在功能锻炼方面，患者需要注意的是：过度运动反而会加重肌肉损伤和炎症，故急性期应卧床休息；炎症缓解期可适当运动，但是仍需避免剧烈运动，目前专家主张被动运动。患者需要根据病情在医生的指导下，制订出个体化锻炼方案，原则是避免肌肉的过度劳累。

紫外线很可能是皮肌炎发生的危险因素之一，可加重病情，故皮肌炎患者在锻炼的同时需避免日晒。需要注意的是，多发性肌炎、皮肌炎的乏力、肌痛等症状与肌酶的恢复不完全平行。患者不能因为肌酶恢复正常就盲目地认为病情得到完全控制，立即投入超负荷的康复锻炼。

总之，根据病情个性化、循序渐进的功能锻炼才是有效的锻炼方法。

（徐　霞）

风｜湿｜性｜多｜肌｜痛

174. 哪些人容易得风湿性多肌痛，该病具有哪些特点

风湿性多肌痛症状和骨质疏松症或"老年风湿痛"非常相似，很多患者甚至被误诊多年，在痛苦中煎熬，直到体能逐渐衰退，不能走路和自理生活，最后卧床不起而走完人生的道路，被解释为"老死了"。风湿性多肌痛主要发生在 50 岁以上老年人中，50 岁以下发病少见，年龄愈大患病率愈高，平均年龄为 70 岁，女性占多数，男女比例为 1∶(2～4)。

目前，风湿性多肌痛的病因和发病机制还不清楚，一般为良性过程，其病因可能是多因素的，在内在因素和环境因素共同作用下，通过免疫机制导致免疫性炎症。

通常，患者症状较多，全身症状包括全身酸痛、乏力、消瘦、失眠、发热，以低热为主，少数也可高热。典型症状多以颈项部和肩背部的肌肉僵痛开始，然后发展到四肢近端、颈、胸、臀等部位。僵硬会在长时间不活动后加重，例如长时间地驾车。严重时，患者连日常生活都难以自理，梳头、刮胡子、穿衣、下蹲、上下楼梯都有困难，甚至床上翻身和坐起都出现困难，并且可能出现肌肉萎缩而进一步加重肌肉无力现象。部分患者可以呈波动性的缓解与复发交替。

虽然风湿性多肌痛患者症状很多，症状也很重，但查体却很少有与此相关的异常表现，呈现典型的症状与查体表现不相符的状况。由于患者疼痛症状较严重，且血沉及 C 反应蛋白明显升高，医生常常怀疑其患有肿瘤，如多发性骨髓瘤或转移性肿瘤等。如果患者做了骨髓穿刺、骨骼 ECT，或全身 PET－CT 等多项检查后，均未发现明显异常，应考虑患者为风湿性多肌痛的可能，及时予以激素治疗，以避免延误治疗时机。

（赵东宝）

175. 风湿性多肌痛还需要和哪些疾病进行鉴别

● 风湿性多肌痛的鉴别诊断

项目	风湿性多肌痛	类风湿关节炎	骨质疏松症
年龄	50 岁以上老人	40～50 岁	绝经后妇女和老年男性
典型症状	颈、肩、髋部或全身的明显疼痛和僵硬，持续 4 周以上	慢性、对称性的手、足等小关节的肿胀和疼痛	腰背部的隐痛、身高缩短、驼背和发生脆性骨折
贫血	有时可有轻、中度贫血	贫血很常见，与疾病活动性有关	一般不伴有贫血
血沉	血沉显著升高，常 ≥ 50 毫米/小时	可升高	一般不高
C 反应蛋白	显著升高	可升高	一般不高
小剂量糖皮质激素治疗	对 10～15 毫克泼尼松反应迅速，疼痛常在 48～72 小时内得到明显缓解	可使用，一般治疗剂量为 7.5～10 毫克泼尼松	不能使用激素治疗

（赵东宝）

176. 风湿性多肌痛的药物治疗有哪些

　　风湿性多肌肉痛的治疗主要是缓解症状，阻止病情进展，特别是防止重要脏器功能的损害。小剂量糖皮质激素治疗为首选用药，一般泼尼松 10～15 毫克/日口服。一周内症状迅速改善，通常 1～2 日会出现"戏剧性缓解"，C 反应蛋白可短期恢复正常，血沉则逐渐下降。对病情较重，发热、肌痛、活动明显受限的患者，泼尼松可加量至 15～30 毫克/日。对使用糖皮质激素有禁忌证，或效果不佳，或减量困难，或不良反应严重者，可联合使用免疫抑制剂甲氨蝶呤，或其他免疫抑制剂，如硫唑嘌呤、来氟米特、环磷酰胺等。

　　风湿性多肌痛预后良好。大多数患者经过正规治疗，疾病可被迅速控制、缓解或治愈，仅有少数患者复发与缓解交替，甚至迁延不愈。此外，在疾病治疗期间，患者要注意适当运动，均衡饮食，提高抵抗力，并防范感冒和感染。

（赵东宝）

纤 | 维 | 肌 | 痛 | 综 | 合 | 征

177. 纤维肌痛的病因和发病机制是什么

纤维肌痛是一种临床上常见又饱受争议的慢性肌肉疼痛性疾病，其病因及发病机制尚不明确。该病在全球的发病率为 2.7%，我国的发病率为 0.8%。纤维肌痛更容易发生在女性，同时与年龄超过 50 岁、肥胖、生活水平及文化教育水平低下有关。其发病相关的病因及诱因可能是风湿类疾病、精神类疾病、神经免疫紊乱、感染、物理创伤、化学刺激等。

根据目前的研究，纤维肌痛的发病机制主要包括以下几种：①神经敏感化，即神经对刺激反应增强，较小的刺激就可以引起疼痛。②纤维肌痛目前普遍被认为是多基因遗传病。③与人体激素的分泌和调节有关系，纤维肌痛患者血液中多项激素分泌升高。④患类风湿关节炎、系统性红斑狼疮等自身免疫疾病的患者，并没有增加患纤维肌痛的风险，但早期纤维肌痛可能预示患者会有某种自身免疫疾病。⑤心理及精神压力、身体受创伤可诱发纤维肌痛。

（吴　歆）

178. 纤维肌痛有什么症状

全身广泛疼痛是所有纤维肌痛患者都具有的症状。虽然有的患者仅主诉一处或几处疼痛，但 1/4 的患者疼痛部位可达 24 处以上。疼痛尤以中轴骨骼（颈、胸椎、下背部）及肩胛带、骨盆带等处为常见。其他常见部位依次为膝、头、肘、踝、足、上背部、中背部、腕、臀部、大腿和小腿。大部分患者将这种疼痛描述为刺痛，痛得令人心烦意乱。另一个所有患者都具有的症状为广泛存在的压痛点，这些压痛点存在于肌腱、肌肉及其他组织中，往往呈对称性分布。在压痛点部位，患者与正常人对"按压"的反应不同，但在其他部位则无区别。除上述症状，患者常伴有睡眠障碍、疲劳、记忆力减退、注意力不集中、焦虑、抑郁症状。其他症状还有头痛、腹痛、腹泻、尿频、尿急等。

（吴　歆）

179. 如何诊断纤维肌痛

纤维肌痛的诊断多采用 1990 年美国风湿病学会提出的分类标准。主要内容如下：①持续 3 个月以上的全身性疼痛，即分布于躯体两侧，腰的上、下部以及中轴(颈椎、前胸、胸椎或下背部)等部位的广泛性疼痛。②18 个已确定的解剖位点中至少 11 个部位存在压痛。同时符合上述 2 个条件，且症状持续 3 个月以上，诊断即可成立(18 个解剖位点分别为枕骨下肌肉附着点两侧、第 5～7 颈椎横突间隙前面的两侧、两侧斜方肌上缘中点、两侧肩胛棘上方近内侧处、两侧臀部外上象限的臀肌前皱襞处、两侧大转子的后方、两侧膝脂肪垫关节皱褶线内侧)。

（吴　歆）

180. 慢性全身疼痛就一定是纤维肌痛吗

首先，需要先明确一下什么叫作全身疼痛。身体的左右侧、腰的上下部同时出现疼痛才认为是全身疼痛，其中中轴骨骼肌(包括颈椎或前胸、胸椎或下腰部)的疼痛必须有。其次，慢性是指症状持续时间大于 3 个月。慢性全身疼痛是一个相对普遍的症状群，虽然风湿科门诊中纤维肌痛患者所占比例高达 15.17％，但如果出现了上述这种慢性全身疼痛，不一定就是纤维肌痛，需要与以下疾病进行鉴别：慢性疲劳综合征、肌筋膜痛综合征、风湿性多肌痛、神经精神系统疾病。

其中，慢性疲劳综合征包括慢性活动性 EB 病毒感染和特发性慢性疲劳综合征，常表现为疲劳、乏力，可通过检测患者有无低热、咽炎、颈或腋下淋巴结肿大，和测定 EB 病毒抗体 IgM 来鉴别。风湿性多肌痛也是风湿科的常见病，容易与纤维肌痛混淆。该病多见于 60 岁以上老人，表现为广泛性颈、肩胛带、背部及骨盆带疼痛。但该病常出现血沉快、滑膜炎性改变、对激素敏感等特点，可与纤维肌痛相鉴别。

此外，系统性红斑狼疮、多发性肌炎、类风湿关节炎、甲状腺功能减退等疾病也可出现慢性全身疼痛。因此，当出现慢性全身疼痛时，应该及时去正规医院的风湿科门诊就诊，明确诊断，正规治疗。

（吴　歆）

181. 纤维肌痛是不是一个独立的疾病，它可以与其他疾病共存吗

随着现代生活节奏的加快，人们需要忍受的来自各方的精神压力越来越大，如果没有进行及时的调节和疏解，可能造成一些身心疾病的发病率越来越高。有部分患者来院就诊，通常的主诉是持续较长时间的全身疼痛，并且伴有其他相关症状，如睡眠质量较差、易疲劳、抑郁等，相关检查却无异常。这部分患者可能患上了纤维肌痛。诊断纤维肌痛在很长一段时间内都存在较大争议，很多学者都在质疑，纤维肌痛是否可以作为一个独立的疾病。但是，有一点是确定无疑的，即纤维肌痛的患者的上述症状确实存在。因此目前认为纤维肌痛是一种病因不明的以全身广泛性疼痛以及明显躯体不适为主要特征，常伴有睡眠障碍和疲劳的一组临床综合征。

它分为原发性和继发性两类。前者为特发，不合并任何器质性疾病；而后者继发于各种风湿病如骨关节炎、类风湿关节炎、系统性红斑狼疮、干燥综合征等，也可继发于甲状腺功能减退、恶性肿瘤、丙型肝炎、病毒感染等非风湿性疾病。因此，纤维肌痛可与其他疾病共存，如风湿病、甲状腺功能减退、恶性肿瘤等。

（吴　歆）

182. 纤维肌痛是不是不治之症，如何治疗

纤维肌痛不是不治之症，根据患者的发病情况，经过正规治疗后，可有效控制。治疗方法包括西医治疗和中医治疗。

西医治疗包括以下几个方面。

（1）消除症状加重的诱因：①寒冷、潮湿环境。②躯体或精神疲劳。③睡眠不佳。④体力活动过度抑或过少。⑤焦虑与紧张。

（2）药物治疗：①阿米替林，该药是一种抗抑郁药，睡前口服，对疼痛、失眠、晨僵有明显改善。有明显焦虑者可并用艾司唑仑（舒乐安定）口服。②普瑞巴林，具有镇痛、抗惊厥作用，对于减轻疼痛、改善睡眠有很好的作用。③度洛西丁，是一种5-羟色胺、肾上腺素的再摄取抑制剂，除了缓解疼痛外，对于焦虑、抑郁比较明显的患者有比较好的疗效。④环苯扎林（胺苯环庚烯），此药对患者肌痛、失眠有一定疗效。⑤氯丙嗪，睡前服，可改善睡眠，减轻肌痛及肌压痛。

（3）心理治疗：本病多见于青壮年女性，有明显的神经精神症状，如头痛、失眠、心烦焦虑等，因此在发病及临床表现中都有明显的心理障碍，医生应耐心解释、指导，注意心理治疗。

（4）其他治疗：如局部交感神经阻断、痛点封闭、经皮神经刺激、干扰电刺激、针灸、推拿、磁疗、综合电磁热治疗、远红外旋磁仪治疗等均可试用。这些治疗的疗效尚不明确，有待进一步研究。

中医治疗方面，纤维肌痛综合征属中医痹病范畴。中医中药施行安神养血、舒筋通络、活血化瘀、行气止痛治疗，以解除患者的疼痛及睡眠障碍。

（吴　歆）

幼年特发性关节炎

183. 如何早期发现儿童的慢性关节炎（幼年特发性关节炎）

幼年特发性关节炎(juvenile idiopathic arthritis, JIA)是指年龄小于 16 岁的儿童,反复持续 6 周以上的、不明原因的慢性关节炎。依据 2011 年国际风湿病学联盟分类标准共分为 7 个临床亚型,各类型幼年特发性关节炎的早期诊断不断受到重视。

和成人不同,由于儿童特别是婴幼儿基本很少能用语言表述疼痛的部位和性质,他们一般会采用保护性体位,如果疼痛的程度不足以影响他们的活动时,甚至不会哭诉,所以很难及时发现关节炎症。所以就要依靠细心的家长来发现"蛛丝马迹"了,如不正常的步态(可能累及髋关节、膝关节或踝关节),不愿抬头或斜颈(可能累及颈椎),不愿伸手或抬手(可能累及腕关节、肘关节或肩关节),腊肠样肿胀红色的手指或脚趾,或不能张口吃苹果(可能累及颞颌关节)等等。即使能表述的大年龄儿童,由于其疼痛阈值往往大于成人,一般仅会主诉"酸""不适"等,所以父母们还要学会"摸"(是否有皮温增高)、"比"(与对侧相应的关节比较有无肿胀)和"动"(活动关节,有无活动受限)。如果发现问题要及时到儿童风湿病专科就诊。

在骨科反复就诊"滑膜炎""腰背痛"等的儿童,需及时到风湿科就诊。如发生在外伤后的持续、反复关节痛极易引起忽视。部分患者的首发症状出现在外伤后,但是排除骨折等外科急症后,给予外用和内服解热镇痛药无效或效果不明显,甚至出现其他关节受累时,患者家长往往会归咎于未休息好,而延误了诊断。

对于有类风湿关节炎(RA)、强直性脊柱炎(AS)家族史,并且有关节症状的患儿,应及时检测血清 HLA－B27、类风湿因子、环瓜氨酸肽抗体等,并尽早接受影像学评估。

在眼科反复就诊"葡萄膜炎"的儿童,需及时至风湿科就诊,明确有无幼年特发性关节炎相关的葡萄膜炎。幼年特发性关节炎患儿需定期(发病后每 3 个月,至少 2 年)进行眼科裂隙灯检查,以明确有无伴发葡萄膜炎。因为葡萄膜炎的发生往往与关节炎活动不平行,亦可以没有任何症状(畏光、流泪、红眼等)。漏诊或迁延难治的葡萄膜炎有致盲的风险。而且对于婴幼儿、女孩、抗核抗体阳性和少关节型的患儿发生的概率更高,应引起重视。

(周利军)

—— 专家简介 ——

周利军

周利军,复旦大学附属儿科医院风湿科副主任。曾到香港玛嘉烈医院、香港玛丽医院参观学习,多次参加全国及国际性会议,目前担任上海市医学会风湿病专科分会委员,上海市医师协会风湿免疫科医师分会委员。

擅长治疗幼年特发性关节炎、过敏性紫癜以及肾炎、系统性红斑狼疮、硬皮病、高尿酸血症评估等其他小儿风湿性疾病。

184. 类风湿因子正常就能排除幼年特发性关节炎吗

类风湿因子(RF)是类风湿关节炎一个重要的实验室指标,它是一种自身抗体,正常值范围在0~30单位/毫升。大于30单位/毫升就是阳性,于是很多家长会认为类风湿因子阴性就可以排除关节炎。事实又是怎样的呢?

其实在成人类风湿关节炎患者中也只有70%~80%的人类风湿因子为阳性,因此类风湿因子阴性并不代表不是类风湿关节炎。

幼年特发性关节炎是一组异质性的疾病。年龄小于16岁,不明原因关节肿痛持续大于6周时需考虑是否为幼年特发性关节炎。幼年特发性关节炎共分7个类型,类风湿因子阳性并不是诊断幼年特发性关节炎必要的指标,只是作为区分亚型的一个指标。区分亚型的主要目的是预测预后,因为类风湿因子与骨侵蚀进展明确相关。多关节型,类风湿因子阳性的幼年特发性关节炎亚型,往往需要更长时间的治疗和随访,甚至很难达到完全停药,至成人期仍需密切随访。

同时,正常人也有1%~2%类风湿因子是阳性的。其他风湿性疾病如30%的系统性红斑狼疮、50%的干燥综合征和血管炎等患者中也可有类风湿因子的阳性,因此靠类风湿因子来诊断关节炎是不合理的。

因此,当家长发现自己孩子有非外伤性的关节肿痛,还是需要去风湿科就诊,让有经验的风湿科医生来帮大家明确是否为幼年特发性关节炎。

（孙　利）

—— 专家简介 ——

孙　利

孙利,复旦大学附属儿科医院风湿科主任。

于2010年赴美国辛辛那提儿童医学中心风湿科访问学习。近年来特别关注儿童难治性系统性红斑狼疮和幼年特发性关节炎的生物制剂治疗。

擅长儿童风湿性疾病和肾脏疾病的诊治,特别在儿童系统性红斑狼疮、狼疮性肾炎、狼疮危象、过敏性紫癜、紫癜性肾炎、幼年特发性关节炎、幼年皮肌炎、ANCA 相关性血管炎、多发性大动脉炎等儿童风湿性疾病的诊治积累了丰富的经验。

185. 没有关节炎的家族史也会得幼年特发性关节炎吗

幼年特发性关节炎的病因尚不完全明确,并非典型的遗传性疾病。往往是具有某些特定基因背景的个体,在环境因素、感染等因素共同作用下发病。有证据显示同卵双胎患病率明显高于一般人群,在临床特征上也显示出明显的相似性,而且他们所携带的人类白细胞抗原(HLA)基因单倍型也大多相同,说明幼年特发性关节炎发病具有一定的基因背景。但迄今为止,尚无明确报道指出某种基因异常可直接导致幼年特发性关节炎发病,而是仅与某些 HLA 等位基因具有相关关系。其中 HLA－B27 是最先被鉴定出在基因层面与幼年特发性关节炎发病相关的危险因子,常常存在于骶髂关节炎的年长男性患儿。

幼年特发性关节炎是一组异质性疾病,共分为 7 个亚型。其中一级亲属患有银屑病、强直性脊柱炎和类风湿关节炎家族史的患儿,出现慢性关节炎表现更应加强重视。部分家族史阴性,只是患儿的一级亲属未得到明确诊断,如反复的腰背痛和进行性驼背(强直性脊柱炎)、反复痔疮、肛瘘、慢性腹痛、腹泻(炎性肠病)、慢性"牛皮癣"(银屑病)等,此类患者也应加以重视。

除了关节炎家族史,我们还需询问有无风湿性疾病家族史,如系统性红斑狼疮、干燥综合征、自身免疫性肝炎、坏死性淋巴结炎等。

对于家族史的确阴性的患儿,仍有诊断为全身型幼年特发性关节炎、少关节型幼年特发性关节炎、多关节(类风湿因子阴性)型幼年特发性关节炎和未分化幼年特发性关节炎的。

因此,不能简单以有无家族史来判断患儿是否会患幼年特发性关节炎。

(孙　利)

186. 哪些亚型的幼年特发性关节炎可能持续至成人期

(1) 全身型幼年特发性关节炎:可以出现在任何年龄的儿童,约占所有幼年特发性关节炎的 10%。部分患者以全身表现(发热、贫血等)为特征,部分患者以关节病变为特征(骨侵蚀进展),部分患者两者兼有。治疗抵抗的患者,往往会持续至成人期。

(2) 类风湿因子(RF)阳性多关节型幼年特发性关节炎:与成人的类风湿因子阳性类风湿关节炎相同(成人慢性关节炎的主要类型),多会持续至成人期。

(3) 类风湿因子阴性多关节型幼年特发性关节炎:占所有幼年特发性关节炎患者的 15%～20%。相对于类风湿因子阳性多关节型,其预后相对好些,但仍有部分(对多种联合治疗应答不佳)患者可持续至成人期。

(4) 少关节型幼年特发性关节炎:是最常见的类型,占所有幼年特发性关节炎患者的 50%,大部分预后较好,静止于儿童期。但对于关节受累数目,在患病 6 个月后,进行性增加到 5 个或 5 个以上的这种类型,称为扩展性少关节型幼年特发性关节炎,控制不佳可持续至成人期。

(5) 银屑病型幼年特发性关节炎:一种与银屑病相关的炎性关节病,有银屑病皮疹并伴有关节和周围软组织疼痛、肿胀、压痛、僵硬和运动障碍。部分患者可有骶髂关节炎和/或脊柱炎,病程迁延,易复发。晚期可有关节强直。约 75% 的患者皮疹出现在关节炎之前,同时出现者约 15%,皮疹出现在关节炎后的患者约 10%。银屑病病情顽固,常复发,故往往持续至成人期。

(6) 与附着点相关幼年特发性关节炎:可累及中轴以外关节,如膝、踝等关节,可累及骶髂关节和/或脊柱。多数患儿 HLA - B27 阳性,存在 HLA - B27 相关疾病的家族史。往往伴随整个生命。

因此,幼年特发性关节炎并非如大众所想象的仅局限于儿童期,部分亚型及治疗抵抗的幼年特发性关节炎患儿关节炎会持续至成年,需要长期综合管理。

(孙　利)

187. 为什么幼年特发性关节炎的孩子需要定期眼科检查

幼年特发性关节炎是一种 16 岁以前发生的、持续 6 周以上的慢性关节炎，部分亚型易累及全身多个系统，甚至包括眼部。累及眼部的病变叫作葡萄膜炎，大约有 10％的患儿伴有葡萄膜炎，具有发病隐匿、炎症反复、并发症多和视力损害重等特点。

很多患儿早期没有很明显的症状，不做眼科检查很难发现；而且与关节症状也不平行，可以在关节炎控制时发生。因此，一旦确诊幼年特发性关节炎后，即使无眼部症状仍需定期检查，一般每 3 个月检查 1 次。如果不及时发现并及时治疗，严重的可以导致失明。葡萄膜炎好发于少关节型、抗核抗体阳性和小于 4 岁的女性患儿。多关节型、与附着点相关型和银屑病相关型也不少见。关节炎并发葡萄膜炎的患儿 28％～67％在眼科首次就诊时就出现了并发症，包括白内障、青光眼等。幼年特发性关节炎并发葡萄膜炎患儿应在有经验的眼科医生和儿童风湿科医生的密切合作下进行诊治，眼科医生主要负责眼局部炎症及并发症治疗，儿科风湿科医生需要配合全身用药，甚至生物制剂。

幼年特发性关节炎中有些患儿口服激素治疗，定期眼科检查也可以检查眼压和眼底，防止激素引起的白内障和眼压升高等并发症。

综上所述，对幼年特发性关节炎患儿进行定期的眼部随访，尽量早期发现葡萄膜炎等眼部并发症，使患儿得到及时合理的治疗，降低不可逆的致盲。

（孙　利）

188. 什么是全身型关节炎

全身型幼年特发性关节炎(SJIA)是幼年特发性关节炎的一种亚型，其表现主要为发热持续时间超过 2 周，为弛张热(体温在 39 ℃以上，波动幅度大，24 小时内体温差达 2 ℃以上)，伴有关节炎(关节活动受限，关节触痛，关节活动时疼痛，关节表面皮温增高等)。同时伴随以下一项或更多症状：①短暂的、非固定的红斑样皮疹；通常伴随发热而出现，具有"热出疹出，热退疹退"的特点。②全身淋巴结肿大。③肝脾肿大。④浆膜炎(胸、腹、心包腔积液)。顾名思义，全身型的含义就是除了关节炎的表现外，患儿同时还具有全身的炎症表现，可累及多个系统。类风湿因子阴性，$HAL-B27$ 阴性，无一级亲属银屑病家族史。

由于全身型幼年特发性关节炎的诊断存在诸多的陷阱（部分患者可以早期无关节症状），缺乏特异性的实验室指标，因此其诊断的过程，其实就是个抽丝破茧、层层深入的"破案过程"。需要广泛收集"犯罪证据"，排除各个"嫌疑犯"——需要排除感染、恶性实体瘤、血液系统肿瘤、周期性发热综合征、其他结缔组织疾病，最终铁证如山得以抓住"犯罪分子"——全身型幼年特发性关节炎。在诊断过程中，还需警惕"巨噬细胞活化综合征（MAS）"这只大老虎，一旦出现白细胞下降，血红蛋白下降，血小板下降，肝功能异常，精神反应差，医生就得当机立断给予治疗。

（孙　利）

189. 幼年特发性关节炎常用药物有哪些

幼年特发性关节炎治疗目的为减轻症状，保持关节功能和防止关节畸形。由于幼年型关节炎病程较长，治疗需要长期进行，需要患儿、家长、医生密切配合共同完成，并坚持用药。幼年特发性关节炎常用药物分为四大类：

第一类为非甾体消炎药：用于起始阶段幼年特发性关节炎，关节症状（如关节疼痛，或者关节破坏不明显），绝大多数均要采用，这些药物均有解热镇痛和抗炎效果，并且已经证明在儿童中长期使用是相对安全的，大约 65％患儿在用药 4 周时起效，但仍有 25％的患儿在 8～12 周才显效。常用药物包括：萘普生、双氯芬酸、布洛芬、阿司匹林。常见副作用：胃肠道反应（如腹部不适、厌食等）、过敏反应（如荨麻疹），但多数患儿可耐受。

第二类为糖皮质激素：仅适用于未控制的幼年特发性关节炎或者致命的全身型幼年特发性关节炎，糖皮质激素虽然可以有效减轻幼年特发性关节炎的症状，但并不能改变疾病的病程，不能防止骨侵蚀或关节破坏，也不能预防关节外的并发症（消化道症状、皮疹、心包或者胸腔积液、淋巴结肿大等）或是改变疾病的最终结果。长期使用常见不良反应包括医源性库欣综合征（满月脸、向心性肥胖、痤疮、高血压、骨质疏松和继发性糖尿病等）、生长抑制、骨缺血坏死、白内障、青光眼、胃溃疡、诱发或者加重感染。而小剂量的激素，待症状控制后减量甚至停用，可有效减轻关节损害、致畸的概率。

第三类为缓解病情抗风湿药物：包括甲氨蝶呤、柳氮磺吡啶、羟氯喹等，一般

3～6个月显效,不良反应较第一类药物普遍,除了上面介绍的不良反应,更需要关注肝肾功能损害、视野损害等,通过密切监测,减少该类药物剂量或者停止使用后可有效避免严重不良反应出现。

第四类为生物制剂:是近年来的研究热点,可以有效改善关节炎症和关节功能,减少临床活动性,延缓或阻止关节侵蚀或关节破坏。通过减少甚至减停第二类药物,尤其是第三类药物长期应用的严重副作用。第四类常用药物包括:依那西普、英夫利昔单抗、阿达木单抗、托珠单抗等。常见副作用主要是长期使用引起静脉输注或皮下注射不良反应(如过敏性皮疹、注射部位疼痛、红肿等)、呼吸道感染和机会感染,严重者甚至出现结核感染或复发、水痘、真菌感染等。由于第四类药物仍缺少较大人群使用安全性数据研究,以及长期使用费用较为昂贵,限制了该类药物的临床应用。

(刘海梅)

190. 幼年特发性关节炎什么情况下使用激素

幼年特发性关节炎分为 7 个亚型,包括全身型、少关节型、多关节型(类风湿因子阴性)、多关节型(类风湿因子阳性)、银屑病型、与附着点炎症相关型以及未分化型。

激素是一种临床上常用的抗炎药物,其本身在对防止和逆转关节骨侵蚀方面并没有优势,所以大多数的关节炎均不需要使用激素治疗。只有在全身炎症反应(发热、贫血、血小板升高、C 反应蛋白升高)比较激烈的全身型中才会使用,以达到短时间内控制炎症反应的治疗目的,一般疗程不超过 6 个月。对于常规剂量激素难以控制的并发症,比如巨噬细胞活化综合征(MAS),则需要大剂量的激素冲击治疗。在全身炎症反应明显的多关节型或与附着点相关型的治疗中,亦有使用短程激素(不超过 3 个月)作为"桥治疗"。

对于仅有单个关节受累的少关节型,可采用关节腔内(一般大关节)激素注射,避免全身用药。

对于幼年特发性关节炎相关葡萄膜炎的患者,部分需要局部激素滴眼,部分需要全身使用激素。但若长期依赖激素,则需考虑生物制剂。

长期使用激素,需要警惕激素的副作用,比如痤疮、满月脸、骨质疏松、白内障、青光眼、消化道溃疡、高血压、高血糖,以及免疫抑制导致的感染。所以,合理和规范地使用激素,不滥用激素,用好这把双刃剑,需要患儿家属与医生配合,按时随访,谨遵医嘱。

（孙　利）

191. 生物制剂需何时使用，用多久

生物制剂最大的优势是针对关键致炎因子靶向治疗,起效快,可以迅速控制或逆转骨侵蚀的进展,到目前为止安全性是好的,称为生物制剂缓解病情抗风湿病药物。总的使用指针一般是,病程时间久,有预后不良因素(如受累关节多,类风湿因子阳性,存在骨髓水肿),或传统的缓解病情抗风湿药(DMARD)治疗无效。选择生物制剂的种类也因不同亚型而异。

(1) 难治性全身型幼年特发性关节炎(6 个月内无法减停激素):推荐使用阿那白滞素(IL - 1 单抗)和托珠单抗(IL - 6R 单抗)。

(2) 肿瘤坏死因子拮抗剂:多用于治疗多关节型、与附着点相关型和银屑病型。

(3) 幼年特发性关节炎相关葡萄膜炎:建议选择肿瘤坏死因子(TNF - α)单克隆抗体,如英利西单抗和阿达木单抗。

生物制剂的疗程是因人而异的,目标是保护关节功能,防止骨侵蚀进展。因此,早期的达标治疗非常关键,有时可能一种生物制剂无效需换用另外一种生物制剂。目标是能在较长时间维持临床无疾病活动,然后逐步减停药物。部分患儿可能需要长期应用。

（刘海梅）

CHAPTER THREE

3

微辞典

常|见|风|湿|病|化|验|
指|标|全|解|析|

1. 血沉（ESR）

一般来说，风湿病患者特别是病情活动时，ESR 是增高的，但反过来，ESR 增高并不等于就得了风湿病。ESR 在多种情况下都可增高，如贫血、感染或肿瘤等。其次，ESR 可随着风湿病病情缓解而下降，因此可作为药物疗效判断指标之一。但 ESR 不是活动的特异性指标，有时 ESR 与病情活动并不一致。

2. 类风湿因子（RF）

RF 对类风湿关节炎的诊断很有意义，阳性率为 60％～80％。但 RF 不是类风湿关节炎的特异性指标，RF 阴性不能排除类风湿关节炎诊断，而 RF 阳性也不等于就是类风湿关节炎，例如在正常老年人约有 5％的阳性率。此外，其他风湿性疾病，如系统性红斑狼疮、干燥综合征、血管炎等也常有 RF 阳性。另外，一些慢性感染性疾病，如细菌性心内膜炎、结核等也可阳性。

3. C 反应蛋白（CRP）

CRP 是炎性反应性蛋白之一。风湿病活动时 CRP 普遍升高，与病情密切相关。但要记住 CRP 也不是风湿病的特异指标，其他炎症如感染或外伤等 CRP 也明显升高。

4. 抗链球菌溶血素 O（ASO）

ASO 也就是人们常说的"抗 O"，很多患者以为抗 O 增高就是风湿，其实不然。抗 O 升高仅仅提示近期有溶血性链球菌感染，至于有无风湿还需根据患者年龄和其他临床表现来判断。此外，高脂血症、巨球蛋白血症等也可发现抗 O 增高。

5. HLA－B27

HLA－B27 是一个遗传标志物,90％以上的强直性脊柱炎(AS)患者存在 HLA－B27 阳性。但要注意的是 HLA－B27 阳性并不意味着患者就是强直性脊柱炎。普通人群 HLA－B27 阳性率达 5％左右,而强直性脊柱炎的患病率仅 0.3％,即 100 名 HLA－B27 阳性的个体中,只有 3 名左右可能是强直性脊柱炎。况且强直性脊柱炎患者中,还有 10％左右为 HLA－B27 阴性。因此,单凭 HLA－B27 阳性不能诊断强直性脊柱炎,而 HLA－B27 阴性也不能除外强直性脊柱炎。

6. 抗核抗体（ANA）

ANA 是风湿性疾病的初步筛选试验,对风湿病的诊断极为重要。大部分风湿病患者可出现 ANA 阳性,比如系统性红斑狼疮患者 90％～98％阳性。然而 ANA 阳性也可见于少数正常人(尤其老年人)、慢性感染、肝病以及使用某些药物。临床上有很多患者在治疗过程中虽然症状缓解,但 ANA 始终阳性或滴度没有下降,使其中部分患者一直担心疾病没控制,其实这种顾虑是不必要的,应该认识到 ANA 与病情波动无关,ANA 阳性或高滴度并不意味疾病严重。

7. 抗可抽提核抗原抗体（ENA 抗体）

ENA 抗体包括抗 Sm、RNP、SSA、SSB、Scl－70、Jo－1 及抗核糖体抗体等自身抗体,主要用于系统性红斑狼疮(SLE)、亚急性皮肤型狼疮(SCLE)、混合性结缔组织病(MCTD)、硬皮病(SSc)、干燥综合征(SS)、多发性肌炎、皮肌炎(PM、DM)等自身免疫性风湿病的诊断和鉴别诊断。其中抗 Sm 是系统性红斑狼疮的标志性抗体;抗 RNP 可出现在混合性结缔组织病、系统性红斑狼疮、硬皮病等患者的血清中;抗 SSA 阳性则可能提示干燥综合征或亚急性皮肤型狼疮;抗 SSB 是干燥综合征的标志性抗体;抗 Jo－1 是多发性肌炎、皮肌炎的标志性抗体;抗 Scl－70 是硬皮病的标志抗体;抗核糖体抗体阳性则提示系统性红斑狼疮。虽然某种抗体阳性可能提示某种疾病,但不是绝对的。

8. 抗双链 DNA 抗体（抗 dsDNA）

抗 dsDNA 也是系统性红斑狼疮的特征性抗体，但由于测定技术和实验室条件不同，对于正常人和系统性红斑狼疮的界限因不同单位而异，所以抗 dsDNA 轻度增高不一定有临床意义，诊断仍需要结合临床表现。

9. 抗心磷脂抗体（ACL）

ACL 作为抗磷脂抗体综合征中的重要自身抗体，ACL 阳性往往提示易发生动、静脉血栓形成，脑血管意外发生率高达 56％。ACL 与系统性红斑狼疮密切相关，ACL 阳性的系统性红斑狼疮患者易出现血栓、血小板减少性紫癜、继发性贫血等症状。ACL 阳性的女性患者易发生习惯性流产。但由于实验技术所限，ACL 可出现假阳性，某些疾病如感染也可以导致 ACL 的暂时升高。

10. 补体

补体的检测项目包括 CH_{50}、C4、C3 和 B 因子，在系统性红斑狼疮患者中补体水平降低一般意味着系统性红斑狼疮活动，而补体升高往往提示感染。

11. 抗中性粒细胞胞浆抗体（ANCA）

ANCA 是系统性坏死性血管炎的血清标记物，对于血管炎疾病的鉴别诊断及预后估计均有价值，而且是疾病活动的一个重要指标。在患者发病(复发)时，ANCA 滴度均升高。ANCA 可出现两类抗体：①胞质型(c - ANCA)或 PR3 - ANCA，主要与韦格纳肉芽肿血管炎有关。②核周型(P - ANCA)或 MPO - ANCA，可在 Churg - Strass 综合征及溃疡性结肠炎的患者中产生。

特别提醒

不同医疗单位由于使用的方法、实验条件等存在差异，各项指标的正常值可能不完全相同，但一般情况下，在化验单上都标有正常参考值，可自己对比测定的各项指标是否超过了正常范围。

（吕良敬）